Círculo Rojo

Cuencos Tibetanos y su uso como herramienta terapéutica

Cuencos Tibetanos y su uso como herramienta terapéutica

David Ignacio Silva Muñoz
Psicólogo, musicoterapeuta,
terapeuta en sonido

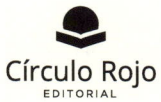

Círculo Rojo
EDITORIAL

Primera edición: noviembre 2023

ISBN: 978-84-1199-507-8

Impresión y encuadernación: Editorial Círculo Rojo

© Del texto: David Ignacio Silva Muñoz
© Maquetación y diseño: Equipo de Editorial Círculo Rojo

Editorial Círculo Rojo
www.editorialcirculorojo.com
info@editorialcirculorojo.com

Impreso en España - Printed in Spain

El papel utilizado para imprimir este libro es 100% libre de cloro y por tanto, **ecológico**.

Agradecimientos

Quiero agradecer a Natalia por acompañarme en la construcción de la familia que hoy tenemos.

A mis hijos, Gabriel y Victor, que siempre me hacen recordar el dicho de Winnicott sobre ser el padre «suficientemente bueno».

A mi familia extensa: David, mi padre; María, mi madre; mis hermanos, Ely y Moisés. Con este último nos embarcamos en el 2012 en la travesía de ir al sudeste asiático a estudiar la terapia con cuencos tibetanos, que casi 11 años después dio como resultado este bello libro cargado de estudio y experiencias.

A tantos maestros y profesores que han guiado mi curiosidad, así como a los alumnos de mis talleres, quienes confían en mi trabajo y me dan la motivación y el sentido para seguir aprendiendo.

David Silva Muñoz,
septiembre 2023

Palabras al inicio

Transitar como el sonido de un cuenco entre la vibración, el tenue espacio entre el silencio y aquel espacio etéreo que nos vincula, se configura como una danza a la consciencia e individual. En ella, el vínculo que se genera entre el sonoterapeuta, el consultante y el lugar donde el cuenco emerge con su impronta transforma esa realidad cósmica.

De la lectura de este libro, y por la sabiduría milenaria plasmada en cada página, el cuenco aparece como una gran figura mediadora del mundo interior y su vinculación con lo exterior, en él la conexión y oportunidades de salud llevan a la reflexión sobre su existencia y cómo llega a cada uno y en qué momento del presente, o del aquí y ahora han aparecido en el camino.

Desde la montaña, bosque, casa u otra instancia, la búsqueda del camino interior ha de dejar el espacio a la vivencia musical, con la cual el alma alcanza equilibrio y fuerza de existencia, así como la posibilidad de dotar de sentido a la libertad de búsqueda y presencia en la sabiduría del sonar hasta llegar al silencio insondable del equilibrio.

Leer este libro es transitar por experiencias, paisajes e imágenes en los que el sonido de fondo y la vibración del cuenco emergen con energía vital. En este recorrido de disfrute estético en el que la dicotomía del mundo oriental y occidental queda subsumida a la experiencia del sonido como una verdad latente y que transporta desde los cuencos y su uso terapéutico.

Un día de diciembre de 2021 me llegó esta lectura, espero que cuando llegue a ti también sea un espacio de salud y de trabajo interior, en el momento e instancia que te encuentres. Un golpe, movimiento circular, que quedó resonando en ese cuenco para abrir la siguiente página.

STEPHANY VÁSQUEZ ORTIZ
Profesora de Historia y Ciencias Sociales,
educadora ambiental,
Mag. Liderazgo y Gestión Educativa

Santiago, 2023

Prólogo

Agradezco la oportunidad que me ha dado David Silva de profundizar en el conocimiento del uso de cuencos tibetanos en procesos de bienestar. Un libro referido a la terapia con sonidos cobra especial interés en este momento histórico en el que las sociedades han debido remirarse, repensarse y buscar nuevas formas de habitar el mundo a raíz de las complejidades que ha traído la crisis sanitaria. Al mismo tiempo, el proceso constituyente de nuestra sociedad chilena nos desafía a un nuevo tipo de pensamiento, en el que todo aquello que vimos clausurado, censurado, desestimado o invisibilizado puede encontrar un lugar. Por esto, toda publicación que ponga en valor una perspectiva integral del bienestar y los aportes de la medicina complementaria, cuya existencia tiene raíces antiquísimas, ha de ser agradecida.

En este libro, David no solo nos ofrece información interesante sobre la historia de los cuencos tibetanos y su aplicación en procesos de sanación, sino que propone una estrategia de uso que articula diferentes recursos para potenciar sus beneficios desde una mirada integral. Para facilitar la comprensión de dichos recursos, su contenido transita gradualmente por distintas perspectivas desde donde puede comprenderse el efecto terapéutico de la vibración sonora y la utilización de la energía en el organismo humano. Así, nos entrega un panorama general sobre las visiones energéticas de occidente y oriente, la concepción de chakras como centros energéticos y la mirada jungiana sobre la energía psíquica.

A partir de una profundización sobre la importancia de los chakras e inspirado en los planteamientos de Huston Smith, el autor articula un enfoque psicológico que propone pensarlos como dimensiones que acontecen simultáneamente en el ser humano y que pueden asumirse como dimensiones anímicas que operan de forma permanente con un dinamismo singular en cada persona. De esta manera, las vivencias se pueden experimentar desde una dimensión material, sexual, de autopercepción, emocional, comunicacional, racional y espiritual, cada una de ellas asociadas a un ckakra.

Resulta muy interesante que, sobre la base de la mirada energética del ser humano conformada por estas dimensiones, el texto propone una comprensión de los sonidos como energía psíquica donde cada chakra puede asociarse a una nota musical. De manera ascendente y correlativa, a partir de la nota do, cada dimensión se vincula con una de las notas de la escala musical y, en este sentido, cada chakra vibra en una nota. Esta propuesta conduce a un enfoque terapéutico basado en el uso de sonidos como principal herramienta de trabajo en función de un objetivo situado en las necesidades de cada persona.

Cobra especial relevancia que este planteamiento releva el vínculo entre el terapeuta y la persona que desarrolla el proceso como elemento fundamental para el logro de sus objetivos personales. Esto significa que el fenómeno vibracional se constituye en un vehículo que es utilizado de forma guiada y sistemática dentro de un contexto eminentemente relacional.

La onda sonora es una herramienta de conexión con el mundo interno y un canal que aporta información sobre él para su posterior análisis, mientras que el vínculo terapéutico entre quienes participan del proceso le da propósito y dirección a este fenómeno. Este aspecto me resulta altamente importante. Desde mi experiencia como psicóloga y musicoterapeuta, he elaborado una forma de pensar lo terapéutico como una experiencia en la que el vínculo está en el centro y ofrece una posibilidad de resignificación de las vivencias previas a partir del mundo sonoro-musical. Es decir, el vínculo propicia un espacio de trabajo en el que cada persona puede percibirse, sentirse, pensarse y reexperimentarse a partir de una relación de alianza de trabajo que actúa como guía en el proceso. Y la musicalidad que allí acontece actúa como reflejo del mundo interior, como metáfora de las experiencias y, en este sentido, como un material privilegiado de autoanálisis.

Desde esta línea de pensamiento, observo que la propuesta de David apunta a restablecer este estatus del vínculo con el uso de cuencos tibetanos como principal herramienta de trabajo que brinda información diagnóstica de las necesidades de cada persona, a la vez que es una fuente energética que puede potenciar el logro de un objetivo. Esta complementariedad entre fenómeno vibracional y vínculo terapéutico me parece especialmente aportadora.

Esto se enriquece con un enfoque integral que contempla otras técnicas específicas de trabajo para fortalecer la experiencia de la persona durante el proceso. Es así donde el autor aborda el uso de la voz como recurso para favorecer la conexión interna a partir de ejercicios en los que la emisión de sonidos vocales permite explorar las sensaciones y emociones en un momento determinado. También se aborda el uso de la respiración como elemento fundamental en una vida saludable que ayuda a regular estados anímicos desfavorables, elevar la consciencia de sí mismo, potenciar un estado de relajación plena y optimizar el funcionamiento interno.

Por último, quiero destacar la propuesta de armonización energética con cuencos tibetanos presentada en el libro, pues aporta un método de trabajo basado en siete pasos específicos que se orientan a alcanzar un proceso de bienestar general en función de las necesidades particulares de una persona. Las orientaciones que se ofrecen permiten visualizar con claridad su forma de aplicación y, así, emprender una nueva estrategia de trabajo terapéutico desde una mirada integral de la salud que, sin duda, nos brinda una perspectiva innovadora y enriquecedora de los actuales procesos terapéuticos.

SILVIA ANDREU MUÑOZ
Musicoterapeuta,
docente de la Universidad de Chile

Introducción

En el presente libro he querido dar una perspectiva desde lo que, a mi parecer, con base en lo estudiado y trabajado durante estos últimos años, implican las terapias complementarias y cómo se introducen los sonidos en ellas; su aporte, limitaciones y diferencias con los modelos teóricos asociados a tratamientos, en los que se utiliza la música con un fin terapéutico, como es la musicoterapia ampliamente conocida y reconocida.

Dentro de este libro encontrarás información útil para comprender las terapias con sonido desde los paradigmas y modelos teóricos que la sustentan, ya sea que estés ingresando al mundo de la sonoterapia, o bien trabajes ya en esta área, además de encontrar técnicas aprendidas en mi viaje a Nepal e India, información útil sobre los cuencos tibetanos, mantras y la importancia de la respiración.

Algo importante que quisiera subrayar es la visión que en este libro, tal como en *Oráculo del Sonido*, he intentado dar respecto a la visión de los chakras desde la psicología y un pequeño recorrido por la visión energética de Oriente y Occidente, rescatando aspectos desde la visión psicológica. Esta asociación, así como la visión de Occidente, son una propuesta que surge desde mi propia interpretación, entendiendo que en sus orígenes no están trabajadas desde lo psicológico; es por esto por lo que la información aquí expuesta la entrego como una propuesta, para generar inquietud y reflexión, mas está aún sujeta a constante estudio y revisión.

Debido a mi formación profesional de psicólogo, puede que la visión que brindo, al igual que se busca plasmar en el taller, tenga una gran influencia en el tratamiento o abordaje desde esta disciplina; por esta razón quien esté indagando sobre los cuencos tibetanos y su raíz orientalista puede quedar con un sabor desde esta área, viendo el sonido, y por tanto a los cuencos, como un medio más que un fin, y por ello también el nombre de «Cuencos tibetanos y su utilización como herramienta terapéutica».

Sin más agradecerles a ustedes, lectores, alumnos y exalumnos de mis talleres, consultantes de mis terapias, profesores y maestros, quienes me han ayudado a nutrir gracias a sus preguntas y aportes la mirada que hoy en día tengo sobre el trabajo con sonidos.

I. Modelos teóricos

Para comprender una terapia, creo fundamental comprender desde dónde se observará, ya sea nuestro quehacer terapéutico, así como la visión que se tenga sobre el consultante que tengamos enfrente; estos conceptos vienen desde nuestras propias vivencias, creencias y teorías.

Las teorías son conjuntos de enunciados interrelacionados que definen, reconectan y explican fenómenos de interés. Las funciones de la teoría son la descripción de los fenómenos objeto de estudio, el descubrimiento de sus relaciones y el de sus factores causales. Las teorías que solo describen o caracterizan los objetos de estudio son denominadas descriptivas, las que establecen asociaciones entre los objetos o fenómenos estudiados son asociativas y las que investigan las causas son explicativas. Las teorías son un marco de referencia del conocimiento, guían el proceso de investigación y deben ser robustas, al menos para superar las pruebas en contra. Pueden diferir en su alcance, las de carácter general abarcan amplios conjuntos de fenómenos (el comportamiento), otras tienen un carácter específico y se refieren a dominios más restringidos (de aprendizaje asociativo). Se desarrollan a partir de la experiencia personal, la intuición, conocimientos y teorías previas. Las nuevas formulaciones requieren creatividad, espíritu crítico y capacidad de innovación. No obstante, lo veraces y adecuadas que puedan parecer, deben ser verificadas, y este proceso comienza con la comprobación de la coherencia lógica de los enunciados, en segundo lugar debe contrastarse con la evidencia. Además, se debe comparar su alcance, precisión, parsimonia y facilidad de contrastación con las formulaciones teóricas alternativas. Los modelos son representaciones simplificadas de objetos o fenómenos que representan, pueden ser gráficos (por ejemplo, los mapas de carreteras), verbales, teóricos, etc. Simplifican la investigación porque incluyen solo los aspectos relevantes de un campo determinado, y no pretenden representar la totalidad del objeto de estudio. Los modelos del comportamiento suelen ser verbales, pero también se utilizan bastante los estadísticos.

El proceso de investigación comienza con la formulación de cuestiones para las que no se tiene una explicación satisfactoria, y en ese caso se dirá que existe uno o más problemas por resolver. Ejemplos de aquellos que interesan a los psicólogos: comparaciones del efecto de intervenciones, predicciones del comportamiento en función de la información de características de este tipo, conocimiento del ciclo evolutivo, etc. Situaciones que plantean esto son la investigación para saber si los tratamientos dan mejores resultados, o el diagnóstico de trastornos de personalidad, disfunciones organizacionales en las empresas, etc. Tanto el problema como las respuestas deben ser definidas de manera clara y precisa.

Las hipótesis son enunciados comprobables, y son explicaciones provisionales de las cuestiones planteadas en la investigación. Por ejemplo, el enunciado «El tratamiento X es más efectivo que el Y» puede ser verificado al comparar la efectividad de los dos.

Hay que enunciar las hipótesis de manera que su validación haga posible dar respuesta a los interrogantes planteados.

I.I Paradigmas

La visión científica como paradigma pretendió la desacralización de la vida, despojando a la existencia de todo origen divino o sagrado. Las explicaciones válidas serían del tipo causa-efecto, información empírica a través de aparatos y agrandamiento de la capacidad de los sentidos. Es una herencia de los principios filosóficos del positivismo, reduccionismo, materialismo y dualismo, que se basan principalmente en la física newtoniana, la visión cartesiana («Pienso, luego existo») o bajo conceptos fenomenológicos como los planteados por el Apóstol Tomás en su dicho «Ver para creer».

El pensamiento racional, mecanicista y materialista en el que se sustenta la visión de mundo occidental desde la Ilustración, y que es la base de las creencias actuales, presupone la linealidad del tiempo y la causalidad de los fenómenos. Esto último con la intención de controlar y predecir acontecimientos. En su metodología es esencial construir modelos y abstracciones basados en generalidades estadísticas. Los casos aislados, los que se salen de la norma, como las sincronicidades, son inaprensibles a partir de una aproximación estadística; por lo tanto, no son contemplados por la ciencia ni por los sistemas de creencias construidos bajo la misma lógica e influencia.

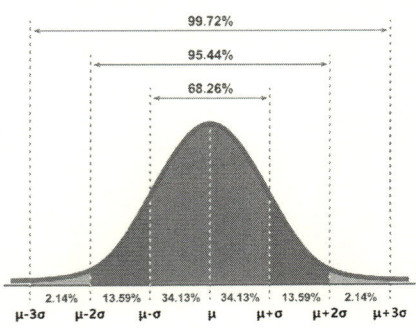

Fig. 1. Campana de Gauss desviación estándar

Sin embargo, este no ha sido el modo de pensar predominante en la historia de la humanidad, ni lo es aún hoy en diversos contextos culturales. El Dr. Carl Gustav Jung, padre de la psicología analítica, consideraba que dentro de las cosmovisiones orientales surgían fenómenos importantes para ser analizados como la sincronicidad, enfoque como el de China desde donde emergió el taoísmo, o las cosmovisiones de la India milenaria, las cuales poseen una concepción del tiempo y el espacio distinta a la occidental.

El pensamiento oriental, en el que también es necesario incluir las cosmovisiones indígenas (del chamanismo latinoamericano y de Norteamérica) considera que todos los elementos del universo se encuentran vinculados formando una unidad. La realidad concreta, es decir, lo que se observa, se considera como una manifestación ilusoria de un principio subyacente. Cada elemento es considerado como un reflejo de algo superior que lo engloba. El individuo es, pues, considerado como un microcosmos que refleja la dinámica del macrocosmos. Desde la perspectiva oriental se entiende que cada momento en el universo posee una cualidad particular, con la que resuenan todos los elementos de manera sincrónica. Este tipo de lógica sería el sustento de la astrología o de los oráculos. En el momento del nacimiento de un individuo, los astros se encuentran en determinada posición y simbólicamente hay un registro de ello en cada persona que se ve condicionada por ello.

La visión particular que se posea, ya sea desde un paradigma o cosmovisión de mundo, será determinante en cuanto al abordaje y entendimiento que se pueda tener de sí mismos, así como de la persona que se tenga enfrente, esto será vital para comprender el punto de vista que se tendrá al momento de establecer cualquier vínculo relacional con uno y los demás.

II. Visión terapéutica, salud mental

La salud mental está relacionada con la promoción del bienestar, la prevención de trastornos de este tipo y el tratamiento y rehabilitación de las personas afectadas (OMS, 2018).

Abarca una amplia gama de actividades directa o indirectamente relacionadas con el componente de bienestar incluido en la definición de salud que da la OMS (Organización Mundial de la Salud): «Estado de completo bienestar físico, mental y social, y no solo la ausencia de afecciones o enfermedades».

La salud mental es un estado de bienestar en el que la persona realiza sus capacidades y es capaz de hacer frente al estrés normal de la vida, de trabajar de forma productiva y de contribuir a su comunidad.

En Chile afecta a 7 de cada 10 personas, quienes declaran tener o haber tenido algún tipo de enfermedad, condición o problema psicológico como angustia, depresión, trastorno de sueño, estrés laboral o académico, ansiedad, trastorno alimenticio o estrés postraumático (DUPLOS, 2020).

Además de abordar la salud mental en términos concretos como lo propone y plantea la OMS, en relación con funciones concretas desde la producción o la inserción a la comunidad, de la mano con lo planteado por Carranza (2003), la visión integral, tanto física como emocional, mental y espiritual, debería ser abordada por los principales referentes y organizaciones a nivel mundial.

> El hombre (ser humano) es un ser integral que merece un cuidado multidisciplinario que abarque todo su ser: orgánico, psíquico y espiritual; además de ser una persona individual y social (Carranza, 2003).

Así es posible tratar problemáticas que se puedan explicar desde paradigmas diferentes al occidental, dando espacio a visiones *energéticas o psicoespirituales*, sin dejar obviamente de lado las tradicionales psico-biológicas.

II.I Visión occidental y oriental de salud

La enfermedad dentro del marco de la medicina occidental aparece como algo que hay que combatir, que se ha de eliminar. Se entiende que un determinado síntoma o dolencia es puntual, aislado en una zona del organismo, y la propia palabra *paciente* parece tener la connotación de que esperamos que «alguien nos cure», a pesar de que estas ideas han comenzado a cambiar en las últimas décadas gracias al desarrollo de las neurociencias, desde donde se han validado prácticas tradicionalmente orientales, tales como la meditación y el *mindfulness*.

Desde otro punto de vista el concepto oriental presenta la enfermedad como un estado de desequilibrio o debilidad del conjunto del organismo, es decir, avisa que hay algo que no se está haciendo bien en la vida. Este desorden puede ser tanto a nivel energético (psicoespiritual), mental (ideas repetitivas, estructuras rígidas de pensamiento), físico (dolores musculares, articulares, etc.) como emocional (estrés, ansiedad, tristeza, desmotivación, ira, etc.), pero siempre perjudicará de forma sistémica. El combate del cuerpo para recuperar la fluidez, o como plantea el musicoterapeuta Argentino Gustavo Gauna, «transitar hacia lo estético», provoca los síntomas de cada enfermedad.

En general, las técnicas o artes curativas orientales intentan influir sobre el campo energético, equilibrándolo y armonizándolo. Por ejemplo, el *shiatsu* concibe al ser humano como un todo complejo, en el que cualquier disfunción en algunos de sus elementos afectará, sin duda, al resto. Por este motivo, el tratamiento busca reponer la pérdida de capacidad de las defensas y autorregulación del organismo, para que este pueda hacer frente a lo que le aqueja, en vez de combatir contra los síntomas.

Sin embargo, en ambas visiones, la académica creada en la cultura occidental y la oriental, nutrida de la tradición y la experimentación a lo largo de miles de años, tratan de atender a una necesidad, que producto de los paradigmas en los que tuvieron su génesis, atienden, desde mi punto de vista, dos áreas claras. Por un lado, la primera aborda las problemáticas manifestadas o viendo el recorrido fenomenológico de la enfermedad para atacar y atender a lo manifestado. Por otro lado, está la medicina oriental abordando e incluyendo aspectos energéticos desde una visión integrativa, ofreciendo una propuesta más bien enfocada a la prevención y manutención en equilibrio del estilo de vida y que por consecuencia este mantenga la salud, proponiendo un cambio paradigmático en el estilo de vida que se lleva, en las dinámicas que probablemente puedan estar produciendo los desequilibrios y por consecuencia la enfermedad.

II. II Terapias complementarias

Los términos *medicina complementaria* y *alternativa*, utilizados indistintamente junto con *tradicional* en algunos países, hacen referencia a un conjunto amplio de prácticas de atención de salud que no forman parte de la propia tradición del país y que no están integradas en el sistema sanitario (OMS, s/f).

En cuanto a la definición que ofrece la OMS está:

> Conjunto de prácticas, enfoques, conocimientos y creencias sanitarias diversas que incorporan medicinas basadas en plantas, animales o minerales, terapias espirituales, técnicas manuales y ejercicios aplicados de manera individual o en combinación para mantener el bienestar, además de tratar, diagnosticar y prevenir las enfermedades. (OMS, s/f).

Las terapias complementarias, fieles a los paradigmas integrativos encontrados o abordados en Oriente, se conceptualizan desde una lógica preventiva, además de atender al evento crítico, como lo hace con vasta eficacia la medicina tradicional occidental.

Una diferencia estructural que a lo largo del siglo XXI ya en Occidente se ha ido integrando cada vez más es proponer un proceso de sanación, y no solo la atención concreta de la enfermedad. Una de las grandes diferencias que he encontrado tanto en el estudio como en la experiencia misma al ser paciente es el abordaje que se le da a la enfermedad o al tratamiento de ella. En terapias complementarias como la sonoterapia, además de ofrecer una sesión de sonido para relajar o bien bajar los síntomas de dolor, ansiedad y estrés, está implícito proponer al consultante la necesidad de generar movimientos profundos o con mediana profundidad que permitan cambios en el estilo de vida, en el «paradigma» con el que está llevando su vida, salir de la rutina habitual para que, producto de esto, se cree también un movimiento sistémico, físico, emocional, mental y espiritual (energético) que por consecuencia traerá o mantendrá el bienestar y la salud. Por tanto, frente a la disputa respecto a la visión occidental u oriental, creo que se debe principalmente por no comprender que se abordan dos puntos de vista diferentes pero complementarios y necesarios para que exista un tratamiento eficiente y real.

Si por ejemplo caminando por la calle hay alguien teniendo un ataque al corazón, probablemente no se irá a tocar el cuenco tibetano para el chakra IV, o bien un mantra, se necesitará desde luego hacer reanimación o bien aplicar una corriente de *shock* a través de un desfibrilador. Sin embargo, puede que desde las terapias complementarias se pueda acompañar e instar un proceso de toma de consciencia, necesario para evitar el ataque cardiaco si este es producido por factores asociados a la conducta de la persona. En ningún caso las terapias naturales se contraponen a la visión occidental de tratamientos, ya sea quimioterapia, fisioterapia, kinesioterapia, etc.; de hecho, en su mayoría son un eficaz complemento para el tratamiento en conjunto de dichos abordajes.

III. Energía

Las leyes de la termodinámica explican que la energía no se crea ni se destruye, se transforma. Todo es energía, y está en todo, incluso en uno mismo. Cuando esta pasa por el cuerpo recibe muchos nombres dependiendo de la cultura o filosofía. En China se denomina *qi* (se pronuncia *chi*), en Japón *ki*, en India *prana*, en la antigua Grecia *neuma*, en Occidente se le conoce como energía vital. Al referirse a la electricidad derivada del pensamiento, se le llama ondas alfa, beta o gamma.

En muchas culturas se han desarrollado ejercicios y métodos para controlarla, con la intención de canalizarla para un buen funcionamiento del cuerpo, o incluso para sanarse a sí mismo, o a los demás.

Si en algo coinciden todos los estudios y culturas acerca de la energía vital es en que su flujo afecta directamente al buen o mal funcionamiento del organismo y del ánimo, es decir, si en algún punto o «canal» existe un bloqueo energético, este puede afectar como exceso o defecto de actividad de un órgano o glándula en concreto. A su vez puede repercutir en algún aspecto psicológico o anímico. Múltiples estudios y culturas también coinciden en su polaridad, es decir, que tiene un polo positivo y un polo negativo, y entre ellos se produce un flujo energético.

Según la cultura, la conceptualización de la energía y sus funciones reciben un nombre particular; por ejemplo, en India denominaron a los puntos energéticos del cuerpo como *chakras*; en Japón se desarrolló el *reiki*, para controlar el flujo de energía con fines sanadores; en la cultura tradicional china, los canales por los que fluye se denominan *meridianos*, la polaridad se simboliza con el yin yang, y el control de su flujo para la sanación se trata con la meditación, la respiración, el yoga, el *chi kung* y la acupuntura.

En Occidente esta última está muy integrada en el sistema de salud estatal o privado, ya que la OMS admite su práctica y confirma su eficacia. Son muchos los estudios que se han realizado para averiguar las causas de la efectividad de la acupuntura, sus puntos energéticos y control del flujo del *qi*. Si bien aún no se han descubierto, sí que se ha podido demostrar que funciona. Algunos experimentos incluso han evidenciado que existe un «mapa eléctrico» en la anatomía, al igual que existe uno a nivel del sistema nervioso o del sistema circulatorio. Este revela que existen picos eléctricos en ciertos puntos, los que coinciden con el de meridianos y puntos energéticos del terreno anatómico que se utiliza y estudia en acupuntura. La energía existe tanto dentro de nosotros como en nuestro entorno, en Occidente, quizá, no se es del todo consciente de este hecho y menos de actuar o controlar dicha energía para un beneficio propio.

III. I Visión energética desde la India

A partir de lo presentado por la Escuela de Yoga de Zaragoza (2018), los nadis son canales psíquicos por donde circulan las energías internas. Los *chakras* son los *centros psíquicos* que se encargan de generar, absorber, acumular, transformar y distribuir la energía a otros cuerpos: sutil, denso, causal.

Los nadis se corresponden con los puntos meridianos de acupuntura y son trayectorias energéticas. Hay unos 72 mil nadis, de los cuales algunos son más importantes que otros, siendo tres los más destacados: se ubican en la columna vertebral y controlan a los restantes. Estos son Ida, Pingala y Sushumna nadi:

Sushumna nadi: Es el canal principal, por él circula la energía espiritual. Se relaciona con el sistema nervioso central. Comienza en el primer chakra y llega hasta el séptimo.

Ida nadi: Conduce la energía mental. Parte del lado izquierdo del primer *chakra* y asciende en movimiento serpenteante pasando por todos los demás. Rige el sistema nervioso parasimpático, que regula los procesos internos del organismo y relaja los músculos superficiales. Controla los procesos mentales, intelectuales y analíticos.

Pingala nadi: Conduce la energía vital. Parte del lado derecho desde el *primer chakra* y asciende en movimiento serpenteante pasando por todos los otros. Se asocia al sistema nervioso simpático, que prepara al organismo para interaccionar con el exterior. Energiza todo el cuerpo y exterioriza la conciencia. Activa el ritmo cardiaco, aumenta la tensión muscular y la temperatura corporal. Controla los procesos vitales, dinámicos y fisiológicos.

III. II Chakras como centros energéticos

Los chakras, en cuanto a su etimología, se pueden definir como «vórtices», palabra sánscrita que hace referencia a siete partes sensibles o energéticas del cuerpo humano.

Ellos determinan la cantidad y la calidad de las energías que absorben procedentes de las fuentes más variadas: desde el cosmos, las estrellas, la naturaleza, la radiación de todas las cosas y personas del entorno, de diferentes cuerpos no materiales, y también de la razón original no manifestada de todo ser. Llegan a los chakras, por una parte, a través de los nadis, y por otra, fluyen hasta su interior de manera directa. Las dos formas de energía más importantes y fundamentales son absorbidas a través del centro radical y del coronal. Entre estos dos discurre el *sushumna*, al que están unidos todos los centros energéticos a través de sus peciolos y que alimenta a todos ellos de fuerza vital. Es el canal a través del cual asciende la denominada *energía kundalini*, que reposa, enrollada como una serpiente, en el extremo inferior de la columna vertebral, y cuya puerta de entrada es el *centro radical*. La *energía kundalini* representa la energía cósmica de la creación, que en la sabiduría india también se denomina *shakti* o la manifestación femenina de la divinidad. Este aspecto activo del ser divino provoca todo lo creado en esta realidad. Su polo opuesto es el aspecto puro, amorfo y autoinherente del ser divino.

En la mayoría de las personas la *energía kundalini* solo fluye a través de *sushumna* en proporción escasa. A medida que va despertándose por un desarrollo creciente de la consciencia, va ascendiendo a través del canal de la columna vertebral en un flujo siempre creciente, activando los diferentes chakras. Esto produce una extensión de los centros energéticos y una aceleración de sus frecuencias. La *kundalini* alimenta los chakras con la vibración que faculta a las personas para abrir de forma paulatina en el curso de su evolución, todas las facultades y energías que actúan en los diferentes planos energéticos y materiales de la creación, con el fin de integrarlas en la vida.

Durante su ascenso, la energía *kundalini* se transforma en una vibración diferente en cada chakra, correspondiente a las funciones del chakra respectivo. Esta vibración es mínima en el centro radical y encuentra su máxima expresión en el coronal. Las vibraciones transformadas son retransmitidas a los diferentes cuerpos no materiales o al cuerpo físico, y se perciben como sentimientos, ideas y sensaciones físicas.

Sin ser del todo percibido, la energía que fluye alrededor e internamente impacta en las sensaciones, emociones, sentimientos, pensamientos, creencias, conductas y actitudes del día a día. Por desgracia hay ocasiones en que dichos aspectos comienzan a bloquearse, provocando que también lo hagan los chakras, esto generará una hipofunción o bloqueo respecto a la vitalidad tanto del cuerpo energético como del físico, que es necesaria para que la persona desarrolle diversos aspectos de manera óptima.

Los bloqueos que pueden existir se dan por exceso o por carencia, un chakra se desequilibra ya sea porque la energía que llega a este centro no es la suficiente para estimular y movilizarlo, o bien porque la energía que llega al chakra supera la condición con la que esta actúa de forma correcta.

Si bien hay maneras de cuidar las energías particulares y recibir un mayor influyo universal, también las hay para prevenir que la esencia se bloquee. El principal método para hacer esto es tomando conciencia de las acciones, emociones y pensamientos que afectan negativamente al individuo, luego hay que comprenderlas y, en la medida de lo posible, ponerles límites y equilibrarlas.

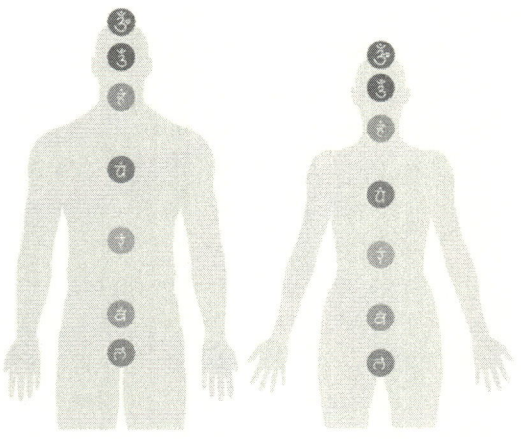

Fig. 2. Ubicación corporal de los chakras

III. III Visión energética desde la psicología analítica

Es común a todas las escuelas psicoanalíticas la creencia en la existencia de la energía mental, que es una transformación de la energía física y es el motor de las actividades psíquicas, desde las instintivas hasta las intelectuales.

La noción de energía psíquica tiene importancia porque en ella se encuentra la explicación del trastorno psíquico, los contenidos reprimidos en el sujeto no son meramente representativos; por ejemplo, en la forma de un recuerdo inconsciente, está asociado a una energía que pugna por hacerse presente al sujeto manifestándose en los sueños, la conducta trastornada o la somatización. Desde esta visión, la cura sobreviene cuando el sujeto permite la manifestación consciente y propia de dicha energía (Jung, 1954).

Jung habla de energía y fuerza psíquica. Esta última es la condición previa para que en el alma ocurra un proceso y para que llegue a tener cierto grado de acción.

La energía psíquica sería la posibilidad implícita en los procesos mismos de actualizar esa fuerza en sí. Jung asocia la fuerza a las estructuras arquetípicas y la energía a la expresión de estas a través de símbolos (Jung, 1954).

El arquetipo se va a expresar a través de símbolos. Para que eso suceda es necesaria la estimulación de la energía psíquica que va a expresar la fuerza energética arquetípica. Eso no sucede al azar, sino que se va a expresar en cada ser humano de una manera particular según su individualidad.

Jung amplía el concepto estrecho de una energía psíquica al concepto más ampliado de la energía vital, que lleva subordinada a la primera como una de sus formas específicas. Dice: «Creo concebible la interacción y no veo motivo alguno para oponer la acción simultánea del cuerpo y alma, no veo motivo alguno para oponerle la hipótesis de un paralelismo psicofísico» (Jung, 1954).

Jung, en el libro *Energética psíquica y esencia del sueño* (1954), plantea dos principios psicoenergéticos:

1. El de equivalencia dice que, para cada energía que se consume en la producción de un estado, aparece en otra parte un *quantum* igual de esta o de otra forma de energía.
2. El de constancia establece que la cantidad total de energía siempre permanece igual, sin aumentar ni disminuir.

En cuanto al principio de equivalencia, en medicina vitalista se sostiene que cuando se suprime un síntoma, este se va a manifestar de otra manera diferente, tanto a nivel físico como a nivel psíquico. Esto sucede en la medida que no se elaboran creativamente las estructuras arquetípicas puestas al servicio de la defensa.

Para que la energía fluya en el ser humano, es necesaria la presencia del principio de oposición. Existe en el acontecer psíquico una fuerza de luchas antagónicas, una antítesis psíquica preexistente sin la cual no existiría la tensión que lleva al desarrollo (tensión de opuestos); según la terminología china, el yin y el yang.

Jung habla de progresión (funciones creativas) y regresión de la libido (funciones defensivas), siendo uno de los fenómenos energéticos más importantes de la vida psíquica. La progresión se entiende como el avance cotidiano en el proceso de adaptación psicológica. Jung llamaría progresión de la libido a la continua satisfacción de las exigencias planteadas por las condiciones ambientales. Aquí la energía psíquica avanza en forma de creatividad, en armonía. Se produce un avance cotidiano en el proceso de adaptación psicológico sintiendo vitalidad. Cuando queda acumulada la libido y bloqueada la progresión al no poder manifestarse los pares de opuestos, la tensión generada lleva al conflicto, que a su vez lleva a intentos de represión mutua. Si fracasa la represión de la parte contraria se produce la disociación, la escisión de la personalidad, la oposición a sí mismo, creándose con ello una posibilidad de neurosis. Los actos emanados de ese estado son patológicos. Representa el conflicto reprimido, el cual, a diferencia del suceder progresivo, no actúa como factor de equilibrio. Puede estar representado por la sombra patológica, así como la expresión de la enfermedad física. Cuando la pugna de los contrarios no logra trascender y se paraliza, comienza el camino de regresión o la evolución retrógrada de la libido. La primera, al activar una situación inconsciente, confronta a la conciencia con el problema del alma frente a la adaptación exterior. Es natural que la conciencia se resista a aceptar los contenidos regresivos, pero la imposibilidad de la progresión concluye por forzarla a someterse a dichos valores, lo cual significa, en otros términos, que esta lleva a la ineludible adaptación del alma, al mundo psíquico interior. Cuando la acumulación de la libido se ha producido por el fracaso de la actitud adaptativa frente al mundo y la regresión ha venido a activar la función sensible inconsciente, lo único que se alcanzará al principio será una empatía del mundo interior, resultado que bien puede ser suficiente como comienzo. Es decir, que la función de regresión determina la incapacidad de la adaptación del sujeto al medio, la falta de armonía, y el pasaje de lo consciente a los estratos inconscientes.

IV. Chakras desde la psicología

Es una temática que no se ha trabajado del todo desde el quehacer psicológico, existen textos en los que, por ejemplo Ambika Wauters en el libro *Los chakras y los arquetipos*, se hace un paralelismo entre los distintos chakras y funciones arquetípicas. Michel Katzeff también ha escrito sobre la psicología de los chakras dando ciertas tipologías energéticas en referencia a la energía de estos centros.

La siguiente es una propuesta personal de cómo a mí me ha hecho sentir el trabajo de los chakras desde la psicología, generando una síntesis o sincretismo de distintas visiones sin ser esta una propuesta oficial, más bien la expongo a ustedes como uno de tantos mapas que se crean para comprender aspectos amplios y complejos de abordar.

El concepto *chakra* se encuentra sobre la base de múltiples textos en los que se aborda la temática dentro de sus distintas áreas energéticas y como ideas que he ido recopilando a través de los casos trabajados en mi quehacer psicológico y como terapeuta en sonido.

La visión psicológica asociada a los chakras sería entenderlos como dimensiones, centros, núcleos o áreas, por los cuales el ser humano se desarrolla y desenvuelve a diario.

Me inclino en su mayoría a entenderlos como siete *dimensiones anímicas*, de acuerdo al concepto dimensión de Huston Smith como «planos en simultáneo en los que el ser humano se desenvuelve» (Smith *et al.,* 2001). Como dimensiones en simultáneo. En este sentido, se podría estar viviendo la dimensión emocional y no excluir por estar en ella a la mental racional (estar, por ejemplo, alegre al mismo tiempo que preocupado por algún tema en particular).

Citando otra vez a Huston Smith en su libro *La verdad olvidada* (Smith *et al.*, 2001), plantea una «superposición integrada de las diferentes dimensiones en un continuo, como una totalidad».

Desde ahí, entonces, esta visión es entendida simbólicamente como *dimensiones anímicas*, que serán «objetivas», ya que de alguna u otra forma, todos vivimos en mayor o menor medida inmersos en ellas.

En el siguiente gráfico expongo una síntesis personal de cómo entenderán los chakras como *dimensiones anímicas*:

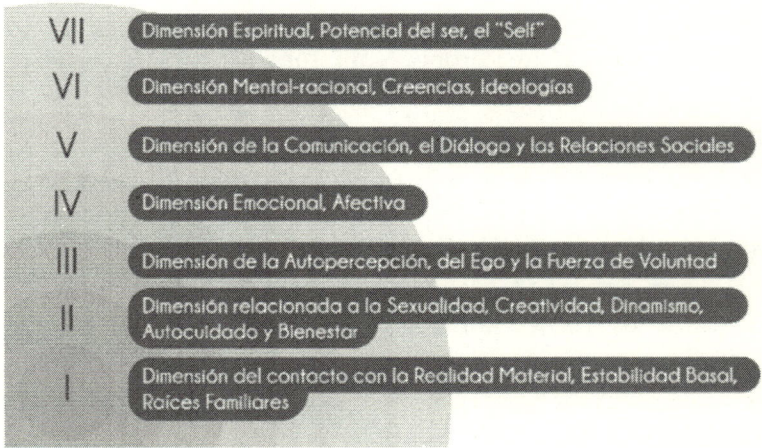

Fig. 3. Chakras como dimensiones anímicas

A continuación, se describirá de forma breve cada dimensión para identificar desde dónde se entenderán para efectos de este libro manual.

Primera dimensión (chakra I)

Se relaciona al contacto con la realidad material todo lo vinculado al cuerpo físico (tal como el instrumento musical para la música), a los objetos materiales, al trabajo, las posesiones, el contacto empírico desde nuestra realidad física con los demás, lo que se manifiesta de manera concreta. Este centro es *vital* si se considera que todo lo relacionado con las demás *dimensiones* estará «contenido» dentro de esta; habla de nuestra realidad física manifestada. En Cábala se le denomina *maljut,* «el Reino», y se considera tan vital como las demás (Sabán, 2019).

Se asocia simbólicamente a las raíces; por tanto, tiene dos acepciones importantes. Por un lado, se entenderá en el sentido de dar la firmeza y estabilidad basal. Está asociada con todo aquello que brinda o no seguridad y estabilidad, no desde un punto de vista del ego (tercer chakra), sino de lo que brinda confianza en un sentido profundo y trascendente. Tal como las raíces de un árbol, será esta *dimensión* la que indicará cuánta estabilidad, seguridad y confianza se siente en la vida, ya sea en el ámbito familiar, de pareja, laboral, material, etc.

En cuanto a la segunda acepción del concepto, se relaciona con las raíces familiares y la importancia de ellas en todo el desarrollo estructural, sobre todo de la primera infancia que influirá en el individuo. Así pues, corresponde a la relación o el cómo se vivió esta en la temprana edad y el apego desde el punto de vista psicológico, así como la relación con los ancestros, abuelos y miembros de la familia extensa (entendiendo no solo madre, padre y hermanos, sino tíos, primos, abuelos, etc.). Según el nivel de profundidad con el cual se viva, se relaciona con la ancestrología o constelaciones familiares.

Segunda dimensión (chakra II)

Se vincula con la sexualidad y todo lo relacionado a ella; se asocia al placer y no solo al placer sexual, sino también al que genera una buena comida, disfrutar tiempo a solas o en pareja, ir al cine, escuchar música, andar en bicicleta, leer, escribir... Esta particularidad o subjetividad en la búsqueda del placer se explicará en los capítulos siguientes.

Otro aspecto importante es lo relacionado al autocuidado y bienestar, buscar las instancias para estar tranquilo, reconocer cuándo se está comenzando a sentir estrés, detenerse y descansar para dedicarse a algo propio, darse tiempo para sí mismo. En esta búsqueda se llega a los conceptos de creatividad y dinamismo, relacionados fuertemente con los *hobbies* cotidianos. Debido a que en Occidente el foco se encuentra principalmente en la productividad, es vital trabajar o indagar en ello al momento de la terapia. En Oriente esta dimensión se asocia al elemento agua y su manera de fluir, es capaz de estar en distintos estados de la materia y luego volver.

Tercera dimensión (chakra III)

Relacionada con la autopercepción, es decir, el concepto que se tiene de sí mismo y por tanto también con la autoestima. Habla del concepto de *ego,* la imagen que se muestra a los demás, la personalidad o persona desde la visión junguiana relacionada con las máscaras que se viven desde ese *ego.* Corresponde con lo que se muestra hacia el exterior y de alguna manera con lo que se integra hacia el mundo interno, la percepción o cómo se reciban las vivencias con los demás. Por ejemplo, una vivencia de vergüenza (tropezar en plena ceremonia de titulación), o bien una vivencia de triunfo (hacer un gol en el último minuto de una final de fútbol). La experiencia podrá afectar positiva o negativamente.

Dentro de esta *dimensión* se considera también la fuerza de voluntad que se tenga o no para realizar una tarea, para mantenerse en ella o evitarla. Por ejemplo, comenzar la dieta, hacer ejercicio, mantenerse alejado del alcohol o de los cigarrillos.

Cuarta dimensión (chakra IV)

Está ligada al mundo afectivo, es decir, con las emociones y cómo es afectivamente nuestro mundo relacional con nosotros mismos y quienes nos rodean. Al hablar de los afectos es posible que todos tengan una idea sobre lo que se está refiriendo o tratando de conceptualizar; no obstante, describir o definir este chakra desde un punto de vista lógico, como se está intentando en este momento, no es una tarea fácil, tendría que hacerlo de forma metafórica, como lo haría un poeta o músico. Simbólicamente esta *dimensión* se encuentra en el centro de las demás; por tanto, también es la que media entre las inferiores y superiores.

Quinta dimensión (chakra V)

Se relaciona con la comunicación y la forma en como nos relacionamos, ya sea de manera verbal o no. Tomando lo planteado por el psicoanálisis lacaniano o desde disciplinas tales como la programación neurolingüística (PNL), entre otras, se destaca la vital importancia del lenguaje como estructurante de la realidad, incluso como fundamento del inconsciente; por lo tanto, los pensamientos están determinados por él, las palabras que usted está ahora leyendo en su mente están llegando en este caso en español, así como a niveles inconscientes se tendrá esta estructura. En un contexto similar, se podría hablar del diálogo interno que se pueda tener consigo mismo y la comunicación que exista entre los centros energéticos. Por lo tanto, este chakra hace de «mensajero», interna y externamente.

En síntesis, al estar asociada al lenguaje, tiene que ver con el mundo social y la relación con los demás, la familia, los amigos, la comuna y país donde se vive.

¿Cuán importante son las relaciones sociales y familiares? Somos «seres sociales», por esto es esencial comunicarse con otro y generar vínculos, transmitir ideas e ir construyendo en comunidad.

Sexta dimensión (chakra VI)

Tiene que ver con los procesos mentales, con lo racional y las creencias que se puedan tener respecto de una situación. En Occidente ha cobrado mayor importancia que los otros, lo intelectual es la vara desde donde se miden las competencias. Además, aborda todo lo relacionado con las creencias y las estructuras que se generan para brindar cierta seguridad y estabilidad a la psiquis y al ser humano, entendiendo también que no es exclusivo de el. Sin embargo, aquí se encuentra el «entender», el «comprender», el manifestar las ideas y conceptos desde un punto de vista lógico. Se podría vincular con los procesos del hemisferio izquierdo del cerebro. En niveles profundos de entendimiento (afinación 432 o Solfeggio, temas que se abordarán más adelante) se logra integrar o comprender el trabajo en conjunto de los dos hemisferios del cerebro como una totalidad y no como dualidad. Es importante poner atención en cuánto se valora o se está validando la persona desde estas características; en cábala, se estaría hablando de la *biná* (Sabán, 2019). Un trabajo importante en el sexto chakra sería el ir relativizando o dando fuerza a los demás centros, ya que es muy posible que, producto del énfasis o validación de este (culturalmente hablando), se pueda generar un desequilibrio.

Séptima dimensión (chakra VII)

Corresponde al aspecto sutil o espiritual. Trasciende lo concreto, la materialidad, lo lógico de la mente racional, pero no los excluye; de hecho, los integran para abordarlos desde una totalidad, otorgando una comprensión holística o completa del ser humano. Hace sentido al pensamiento oriental planteado en capítulos anteriores, sobre la visión del mundo que se posee desde ahí, así también del ser humano como una totalidad.

Esta *dimensión* se relaciona con la *espiritualidad,* que, según Palacios señala, «ningún ser humano puede vivir sin espíritu, en especial si se mueve con hondas motivaciones y convicciones. Pertenece, pues, al sustrato más profundo del ser humano» (Palacios, 2015). Desde la visión junguiana se comprende como el *self* o el *sí mismo*; en este sentido, más que un fin sería un proceso, volverse la mejor versión de uno en la búsqueda del dios interno. Así también está la relación con el concepto de la *sefira* de *Kéter*, aludiendo a volverse el arquetipo de *sí mismo*, producto de un proceso de individuación como bien planteaba Jung.

V. Sonido

De acuerdo a Jordi Jauset en *Sonido, música y espiritualidad* (2010), «este es el resultado de una percepción, es decir, la sensación que se obtiene en respuesta a un estímulo acústico». En términos físicos se podría decir que es la imagen mental que crea el cerebro en respuesta a estímulos nerviosos procedentes de variaciones de la presión atmosférica ante la vibración de un cuerpo u objeto cuya frecuencia e intensidad son capaces de excitar al sistema auditivo. Su origen es el movimiento o la vibración, así lo entendía ya Pitágoras cuando revelaba que «cada átomo produce un sonido particular debido a su movimiento, ritmo o vibración». Cuando la vibración acústica llega al oído se ponen en marcha unos procesos mecánicos, químicos y bioeléctricos a lo largo del tímpano, oído medio, cóclea, nervio auditivo, tronco cerebral, tálamo y diversas regiones corticales que concluyen con la percepción de dichos sonidos y su correspondiente significado emocional.

Se podría añadir, según Jauset (2010), que el sonido no existe físicamente como tal, pues, aunque parezca extraño, este no «viaja» por el aire. Lo que se propaga o transmite a través de cualquier medio es la energía, esta es recogida, entre otros, por el sistema auditivo, y es «decodificada» o interpretada como un sonido por el cerebro. Es decir, se propaga una «energía», pero se percibe un «sonido».

Cuando se escucha una bonita melodía, por ejemplo, procedente de un violín, se exclama: «¡Qué bien suena este violín!». Sin embargo, desde un punto de vista físico, no es una expresión correcta. El violín no «suena», son las cuerdas que, excitadas por la presión y el movimiento del arco, vibran y transmiten su movimiento a las moléculas del aire circundante. A través del cerebro, se responde a esa vibración y la interpretamos como una sucesión de sonidos agradables (Jauset, 2010).

Una definición más simple es aquella que afirma que «el sonido es lo que podemos oír». En cierta forma es así, pues existen muchas vibraciones que no se pueden oír, aunque sí sean capaces, por ejemplo, los animales como un perro o gato.

Solo es una cuestión de «parámetros de diseño», de la capacidad de respuesta del órgano auditivo. En teoría se pueden «oír» aquellas frecuencias comprendidas entre 20 Hz y 20 000 Hz, siempre que su amplitud supere una presión acústica mínima, definida como umbral de percepción. En la práctica el intervalo se reduce, en especial en los agudos, y difícilmente se alcanza este margen.

El organismo dispone además de vías alternativas o complementarias sensibles a la vibración. Un estímulo sonoro o musical es percibido de forma simultánea por el sistema auditivo, el tacto y por receptores articulares y musculares, entre otros. Una vibración podemos «sentirla» de manera física, aunque no sea percibida por el sistema auditivo. Así, a través del tacto, es posible reconocer determinadas frecuencias fuera o dentro de la gama audible. Que no se oigan no significa que no existan, solo que el órgano auditivo y el cerebro son incapaces de interpretarlas.

V. I Audición: ¿Cómo oímos?

La National Institute on Deafness and Other Communication Disorders (NIDCD, 2016) explica que la audición depende de una serie de pasos complejos que convierten las ondas sonoras que viajan por el aire en señales eléctricas. Estas llegan al cerebro a través del nervio auditivo. A continuación, un recorrido por la biología del sonido.

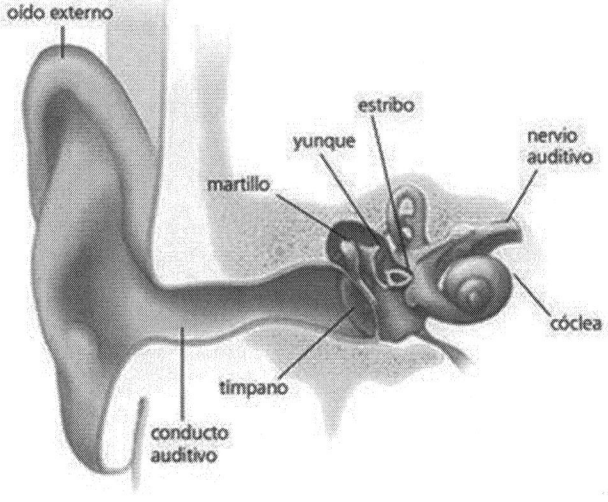

Fig. 4. Partes del oído

1. Las ondas sonoras entran al oído externo a través de un pasaje estrecho llamado «conducto auditivo» que llega hasta el tímpano.

2. El movimiento de las ondas sonoras hace que el tímpano vibre y a la vez transmita estas vibraciones a tres huesecillos diminutos del oído medio llamados martillo, yunque y estribo.

3. Estos amplifican o aumentan las vibraciones de sonido y las envían a la cóclea en el oído interno, que tiene forma de caracol y está llena de líquido. Además, tiene una membrana elástica a lo largo de su estructura que la divide en dos secciones: superior e inferior. Esta membrana es conocida como «membrana basilar» porque sirve de base para estructuras clave del sistema auditivo.

4. Una vez que las vibraciones llegan hasta el líquido dentro de la cóclea, se forman ondas que viajan a lo largo de la membrana basilar. Las células ciliadas, que son sensoriales sujetas a la superficie de la membrana, «bailan» con el movimiento de la ola. La parte ancha de la cóclea detecta sonidos de tonos más altos, como el llanto de un bebé. Cerca del medio detectan sonidos de tonos más bajos, como el ladrido de un perro grande.

5. Al moverse hacia arriba y hacia abajo, unas proyecciones microscópicas (conocidas como estereocilios), que se encuentran encima, se topan con una membrana sobresaliente y se inclinan. Esto hace que se abran unos canales que parecen poros, que están en las puntas de los estereocilios. Cuando esto sucede, ciertas sustancias químicas entran en las células, generando así una señal eléctrica.

El nervio auditivo lleva esta señal eléctrica al cerebro, que la convierte en sonidos que podemos reconocer y entender.

VI. Notas musicales como energía psíquica

Como se comentó anteriormente, la energía que se moviliza a través de los chakras será representada (simbólica o físicamente) con una frecuencia en específico asociada a las 7 notas naturales (sin alteraciones) que poseemos en Occidente: do, re, mi, fa, sol, la, si. Tal como se comprende el concepto *energético* en Oriente, como una vibración que sube en distintas alturas tonales a lo largo de la columna vertebral, siendo los primeros *centros* tonos graves, ascendiendo para alcanzar en el séptimo el más agudo (Sharamon *et al.*, 2018).

Esta relación ascendente fue planteada también por el doctor Rossomando, que expone un par de estudios realizados en España y Francia, en los que se analizó el tamaño y la densidad de las vértebras de la columna para luego estudiar su estado de resonancia, dando en las vértebras contiguas al sacro y lumbares tonos más graves, y en las dorsales y el cráneo resonancia con tonos más agudos (Rossomando, s/f).

Las notas musicales, al ser sonidos (vibración) a los que se les ha puesto de forma arbitraria un nombre, son desde un punto de vista científico, desde la física del sonido, el resultado del movimiento vibratorio de un cuerpo; este produce el desplazamiento de moléculas y cada una de ellas transmite una vibración (Cadarzo & González, 2016). Las notas musicales serán entonces un acuerdo en el que a una frecuencia en específico le llamaremos de un nombre: por ejemplo, 256 Hz es llamado do 440.

En este punto es necesario aclarar que, tal como la música es contextual y responde a la cultura donde se crea, se interpretan las notas musicales a las que se está acostumbrado en Occidente, con la escala diatónica y cromática, no así la nomenclatura oriental, en la que predominan otras estructuras de intervalos o escalas o *ragas* con subdivisiones menores al semitono.

La asociación de notas a conceptos o su influencia en algún *centro energético* específico es aún un tema controversial para los terapeutas en sonido, ya que existen diversos sistemas o visiones desde los que se comprende la asociación de las notas a los diferentes *chakras* y sus correspondientes conceptos; así pues, Goldman y Steinbrum en su libro *Sonidos sanadores, el poder de los armónicos* (2011) plantean lo siguiente:

> Según el sistema del Dr. McClellan, las energías asociadas al chakra I resonarían con la nota do; las del II con una quinta más arriba (sol); la del III con una nota do, una octava más aguda; la del IV con el mi, una tercera mayor por encima de la última nota, la, con la nota sol; la VI con el si. Finalmente, el chakra VII resonaría de nuevo con una nota do, una octava más arriba.

Esta lógica de asociación entre notas y la *energía* de los *chakras* tiene relación con la estructura del sonido y la serie de armónicos existentes en este, siendo el 2.º armónico, 3.º, 4.º, 5.º, 6.º, 7.º y 9.º (Goldman & Steinbrun, 2011).

Por otro lado, en el mismo libro de Goldman, se encuentra citado el sistema Gardener:

> La música de Kay Gardner, autora de *Sounding the inner land-scape*, posee un sistema de notas armónicas relacionadas para la resonancia de los chakras que resulta de sumo interés, citando a Peter Michael Hamel, autor de *Thrugt te Music to te self*. Kay afirma que Raga Sarasvati está compuesto por (en clave de do) do, re, mi, fa #, sol, la, si b. Y añade que estas son las notas que serían creadas a partir de los sobretonos presentes en las cuatro primeras octavas de una fundamental. Relaciona a continuación la nota do con el chakra raíz, el re con el segundo chakra, el mi con el del ombligo, el fa# con el del corazón, el sol con el de la garganta, el la con el tercer ojo y el si b con el chakra corona... (Goldman & Steinbrun, 2011, p. 142).

Otro sistema que aprendí en Nepal es el que asocia una escala de quintas ascendentes, partiendo desde la nota fa, asociada a la *energía* del *primer chakra* hasta el *séptimo*; queda entonces configurado de la siguiente manera:

Fa, do, sol, re, la, mi, si.

En el presente libro, la asociación que se realizará en cuanto a concepto energético y nota musical responderá al modelo y los estudios de Favre D´Olivet y Schneider, que establecieron una serie de correlaciones entre las notas musicales y sus propiedades sanadoras, y que fue recogido por Sánchez y Lozano en *El sonido que sana* (2016). Con base en dichas investigaciones, más los propios estudios en la práctica clínica, luego de más de doce años atendiendo tanto de forma individual como en grupos, tiene sentido la asociación tal como se muestra en la siguiente tabla que he elaborado sobre la base de lo planteado hasta este punto.

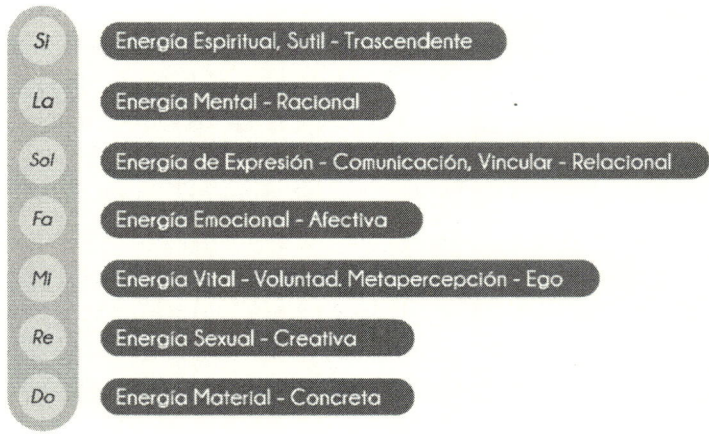

Fig. 5. Notas musicales, energía psíquica

Nota do

Símbolo o energía psíquica de la *primera dimensión* asociada a la estabilidad basal. Desde oriente se relaciona con el elemento Tierra; por tanto, también representará una *energía* concreta y práctica al manifestarse, será la expresión empírica o material llevada al plano físico. En este sentido, en el chakra que esta *energía* se encuentre, se revelará de manera práctica y concreta, sin ser dispersa o difusa, por lo general será en términos binarios sin dar tanto espacio a especulación (se es o no se es, sí o no). Se podrá entender en el sentido de ser la información manifiesta, más que latente o metafórica.

Nota re

Hace referencia a la manifestación de la *energía sexual y creativa*, también lúdica y dinámica (por ser símbolo del segundo chakra). Al estar relacionada con dichas características, la *dimensión* que vibre bajo esta nota o frecuencia se vivirá desde el bienestar y el autocuidado, el placer y la búsqueda de este, tal como se analizará en los siguientes capítulos.

Nota mi

Se asocia a la *energía* manifestada de la *tercera dimensión anímica* relacionada con el *ego*, la autopercepción y la fuerza de voluntad; por lo tanto, se vive desde una mirada «autorreferente» o desde la visión de sí mismo sin caer necesariamente en un concepto patológico del concepto autoreferencia. Por otro lado, se manifestará en la fuerza de voluntad para realizar algún proyecto o defender las ideas propias y mantenerse en dicha postura. Dependiendo del nivel de profundidad (afinación) con el que se viva este *centro,* se podrá identificar el nivel de apertura o consideración que exista hacia los demás desde la propia percepción.

Nota fa

Se relaciona con la *cuarta dimensión anímica*; por tanto, se manifestará en términos de *energía emocional o afectiva*. Es importante sentir, vivir la experiencia desde ahí; se da énfasis a la emotividad, la sensibilidad, al afecto, al cariño, así como al desprecio, enfado y odio dependiendo del caso. El chakra en el que se manifieste esta energía será movilizado producto de lo sensible y las afecciones.

Nota sol

Tiene que ver con la *quinta dimensión*, con el lenguaje y el mundo social. Es la intensión de manifestar la *energía comunicativa* con otro u otros de forma verbal o no, generar vínculos y espacios para compartir. También propone en términos energéticos el diálogo interno que se pueda tener, esto vendrá dado por el nivel de profundidad con que se viva esta *energía* según la afinación, aspectos que revisaremos en capítulos posteriores

Nota la

Corresponde a la manifestación de los aspectos racionales, es decir, de los pensamientos; por lo tanto, corresponde a la *energía mental* desde donde se aborda la *dimensión* en la que se encuentre vibrando. Asociada arquetípicamente a la *sexta dimensión*, se manifestará de manera lógica y estructurada y, dependiendo del nivel de profundidad (afinación), de forma concreta o dogmática, o bien trascendente e integral.

Nota si

Se asocia a la *energía espiritual o sutil*, desde donde surgen el sentir y cuestionamientos existenciales. También se puede vivir como sensación o percepción subjetiva de «insatisfacción». Al ser «elevada» o espiritual, se podría sentir que no logramos satisfacer desde nuestra humanidad dichos parámetros espirituales. Sin embargo, al trascender esa sensación subjetiva, permitiría conectar de forma directa con el núcleo más espiritual y trascendente de la persona. Esta *energía* es la responsable se generar movimientos hacia niveles más profundos de consciencia; se puede manifestar como esa inspiración que viene a sacarnos de la inercia, ese consejo que surge de uno mismo, desde un yo trascendente.

La visión sobre los *chakras*, entendidos como *dimensiones anímicas,* y las *energía psíquica* como notas musicales, plantea la «división» de dichos conceptos. «El chakra no es la nota», sino que vibra en él, tal como podría hacerlo en otra diferente. Tradicionalmente estos dos conceptos se toman de forma indiferenciada. Al independizarse, genera la subjetividad en la manera que se vivirá la dimensión según la energía que la habite; esto dependiendo, por ejemplo, del contexto o el vínculo relacional que se esté dando en la interacción con otro. Así pues, las predisposiciones varían sobre la base de las armonías que proponga algún contexto o persona. En otras palabras, la nota dará la forma «característica» en cómo cada uno viva la *dimensión*. Si el chakra I asociado a las confianzas y la estabilidad basal vibrase con la «energía» fa (vinculada a las emociones), cualquier evento afectivo que influya negativa o positivamente a la persona teñirá la vivencia de la dimensión por completo.

Tal como se grafica en el siguiente diagrama, las disposiciones energéticas (notas) podrían movilizarse de diversas formas en la persona, manifestándose una esfera estructural, o bien mostrando eventos circunstanciales.

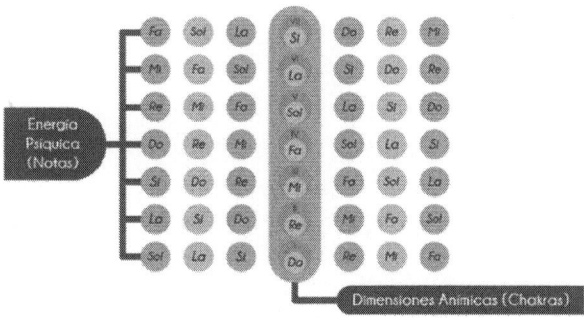

Fig. 6. Diagrama energías subjetivas (notas) vs. dimensiones anímicas (chakras)

VII. La sonoterapia como terapia complementaria

La sonoterapia, o terapia de sonido, es la aplicación de frecuencias de «alta vibración», o también llamadas sanadoras o curativas, al cuerpo físico, como también a los cuerpos sutiles de una persona. Estas frecuencias, potenciadas por la intención, se aplican en una sesión en la que como principales recursos se tendrá la voz, cantos de armónicos vocales, cuencos tibetanos, cuencos de cuarzo, monocordios y una gran gama de instrumentos de las tradiciones chamánicas y tribus indígenas como el didyeridú de los aborígenes australianos, tambor y flautas nativas americanas, maracas y muchos más.

El principio básico de la sonoterapia es el de la resonancia simpática, que se da cuando una vibración fuerza a un objeto a entrar en sintonía con ella. Esto es lo que ocurre siempre cuando se escuchan o se reciben vibraciones en el entorno. La persona u objeto que la recibe pasa a estar en resonancia simpática, igualando la razón vibratoria de la voz, diapasón o instrumento musical que emite los sonidos.

Como se sabe, todo el universo está en estado de vibración. «Todo vibra», plantea uno de los principios herméticos.

Esto incluye obviamente al ser humano. Cada órgano, hueso y célula, toda parte del cuerpo (y su *campo energético*) tienen una frecuencia vibratoria óptima o en armonía con el resto del cuerpo, esto sería estar en un estado de salud. Al perder dicha armonía se generaría la enfermedad o el desequilibrio en cualquier plano, físico, mental, emocional o espiritual.

La incapacidad de resonar armónicamente con una parte de sí mismo o del entorno podría generar un desequilibrio produciendo la enfermedad. A través del sonido, y especialmente de la propia voz, se puede proyectar a la parte que está en disonancia la frecuencia de resonancia que permitiría restaurar la armonía perdida, devolviendo a un estado de equilibrio o salud (Harmonic Sounds, s/f).

Otro principio fundamental con el que se trabaja en las terapias de sonidos, como lo plantean Goldman y Steinbrun en su libro *Sonidos Sanadores* (2011), es «el poder de los armónicos», que es el de la intención o los pensamientos puestos en el acto terapéutico. Esta energía se potenciaría producto de las vibraciones emitidas, ya sea por cuencos tibetanos, cuencos de cuarzo o la voz. El Dr. Golman se dio cuenta de que, frente a un tratamiento en particular, diversos terapeutas utilizan distintos instrumentos, notas o cuencos, obteniendo el mismo resultado de sanación y bienestar en el consultante; por tanto, una de sus conclusiones fue que más allá del sonido o la nota en particular, lo que es fundamental y decisivo es la intención que se tiene en la terapia. Como se dice en algunas corrientes psicológicas, es la «actitud» del terapeuta la que ayuda al proceso de sanación, más que los estudios o aspectos teóricos que este posea; en otras palabras, el vínculo terapeuta consultante. Por tanto, lo vincular-relacional pasa a ser algo fundamental para este tipo de terapias, así la vibración emitida por el cuenco o el instrumento se convierte en vehículo de la intención proyectada en la persona, de ahí la idea:

Intención + Vibración = Sanación

Por esto mismo y como también lo confirma el Dr. Masaru Emoto en su investigación sobre los cambios producidos en la estructura cristalina del agua, ya sea por palabras escritas, música o los pensamientos.

Se debe, antes que nada, tener presente en el quehacer terapéutico, que independiente del instrumento que se utilice, estos son herramientas que ayudan a proyectar la intención y en algunos casos potenciarla mediante la vibración que estos generan.

En definitiva, la sonidoterapia utiliza la onda de sonido, como portadora de información, la que es dada por nuestra intención.

Desde la psicología, el sonido como herramienta terapéutica utiliza el contenido inconsciente que emerge, producto de la conexión provocada por el sonido como un lenguaje preverbal (inconsciente). Para así elaborar y reintegrar dicha información de forma consciente en el consultante, para esto se puede complementar, tal como en la psicología analítica, con el análisis de sueños, dibujo, *collage*, etc.

Dentro de las áreas en las que tradicionalmente se aborda el trabajo de sonoterapia están:

—meditación de relajación con cuencos tibetanos
—meditaciones guiadas con cuencos tibetanos
—armonización de *energética*
—limpieza de espacios físicos
—agua armónica
—esencias sonoras
—aplicación de frecuencias puras
—sonoterapia digital

Independientemente de la manera en que se utilice la o las técnicas terapéuticas, el énfasis sobre estas debería ser en el vínculo y la relación que se pueda establecer con el consultante. El sonido como vehículo de información nos ofrece la oportunidad de indagar en la experiencia y desde ahí, utilizando la música como un medio y no necesariamente como el fin en sí mismo, ir estructurando la terapia.

VII. I Sonoterapia desde la musicoterapia

La definición de musicoterapia ha ido evolucionando, la Federación Mundial de la disciplina en 1996 decía lo siguiente:

> Es el uso de la música y/o de los elementos musicales (sonido, ritmo, melodía, armonía) por un musicoterapeuta calificado con un paciente o grupo de pacientes, para facilitar y promover la comunicación, la interacción, el aprendizaje, la movilización, la expresión, la organización y otros objetivos terapéuticos relevantes, con el objetivo de atender necesidades físicas, emocionales, mentales, sociales y cognitivas. La musicoterapia apunta a desarrollar potenciales y/o restablecer funciones del individuo para que este pueda emprender una mejor integración intra e interpersonal y en consecuencia alcanzar una mejor calidad de vida a través de la prevención, la rehabilitación o el tratamiento (FEAMT, s/f).

Bajo esta definición se ha trabajado en su mayoría la musicoterapia, atendiendo fielmente a los procesos mentales, emocionales y físicos, sin tomar en cuenta como prioridad el área o dimensión espiritual. Situación que naturalmente generará una división en cuanto al abordaje que se tiene desde la sonoterapia, en la que en su mayoría se trabaja justamente bajo esos conceptos.

En el año 2011, esta definición fue modificada por la Federación Mundial, agregando la dimensión espiritual:

La musicoterapia es el uso profesional de la música y sus elementos como una intervención en entornos médicos, educacionales y cotidianos con individuos, grupos, familias o comunidades que buscan optimizar su calidad de vida y mejorar su salud y bienestar físico, social, comunicativo, emocional, intelectual y espiritual (FEAMT s/f).

Desde aquí la dimensión espiritual se reconoce y aborda desde la disciplina, como muchos años antes lo hiciera el modelo GIM de Helen Bony, en el que se considera una dimensión espiritual o numinosa del ser humano visitada por la música y las imágenes.

Autores como el Dr. Jordi. A. Jauset en su libro *Música y neurociencia: la musicoterapia* (2008) plantean de forma directa la integración de la sonoterapia como una rama de la disciplina diciendo:

(La sonoterapia)... debería estar incluida formalmente en el ámbito de la musicoterapia, pues coinciden tanto su materia prima (los sonidos) como sus principales objetivos (restablecimiento de la salud).

La musicoterapia y la sonoterapia mantienen determinadas diferencias que han propiciado que se mantengan como dos corrientes o tendencias paralelas. Por un lado, la primera, en función de sus efectos neurológicos, con objetivos de mejora de la salud física, mental y emocional.

Existen muchos estudios que avalan los resultados positivos terapéuticos, por lo que está aceptada y reconocida por la ciencia. La formación de sus profesionales se efectúa mediante estudios universitarios y sus practicantes suelen ser bien acogidos en sus respectivos ámbitos de trabajo, colaborando con el equipo médico o psicoeducativo.

La sonoterapia catalogada como una terapia vibracional, en la misma línea que el tratamiento con flores de Bach, la homeopatía, se basa en el uso de la voz y de sonidos de instrumentos tales como cuencos tibetanos o de cuarzo, gongs, *didgeridoos*, campanas tibetanas, diapasones, entre otros.

Sus enseñanzas apenas se incluyen en los estudios oficiales de musicoterapia o, si existen, tienen un peso menor en los respectivos programas académicos.

La formación de sus practicantes es impartida por expertos, bien de otros países o formados en otros países (India, Nepal, en su mayoría). Finalizado el estudio, se entrega un certificado propio del centro, asociación o instituto que acredita al participante como sonoterapeuta o terapeuta en sonido.

Ambas terapias coinciden en su objetivo principal, que es el de aportar un estado de bienestar contribuyendo a una mejora de la salud de la persona bajo tratamiento.

La sonoterapia, además de abordar la salud física, mental y emocional, va más allá, con frecuencia suele ir asociada a las necesidades de crecimiento personal, de alcanzar otros estados de conciencia y de profundizar en la dimensión espiritual del individuo.

La diferencia al parecer vendría a ser más bien teórica, conceptual, en cuanto al área de abordaje o tratamiento al que se orientará el enfoque terapéutico.

Mcclellan (1988) dice que la curación por el sonido es la utilización de frecuencias vibratorias o formas sonoras para sanar la mente, el cuerpo y el espíritu, para inducir a la autocuración y fomentar el bienestar (citado por Jauset, 2008).

Boyce (2003) opina que el pensamiento de la musicoterapia está relacionado con la tradición clásica predominante en Occidente y sus modelos de medicina que tienden a centrarse en la mente y el cuerpo excluyendo la dimensión espiritual (Jauset, 2008).

Para profundizar en la dimensión más sutil y misteriosa del ser humano, las enseñanzas de la sonoterapia son una mezcla de misticismo y orientalismo, y se utiliza una terminología afín con la medicina oriental: chakra, cuerpos sutiles, desbloqueos, alineación, desequilibrios *energéticos*, armonización, etc.

Si bien existen estudios que avalan los resultados positivos de la sonoterapia, no están suficientemente difundidos y posiblemente exista efectivamente una carencia de ellos. Esto es evidente debido ala naturaleza de la temática por abordar, la cual resulta difícil de cuantificar, por no decir imposible. ¿Cómo medir el crecimiento personal o la experiencia de alcanzar un nivel de conciencia superior?

La sonoterapia se orienta hacia la búsqueda de respuestas profundas en cada persona, desde ahí conectar con el diálogo interno para encontrar las respuestas necesarias, junto al acompañamiento del terapeuta. Así también se han obtenido buenos resultados en personas con problemas relacionadas a lo afectivo, al insomnio, estrés, desequilibrios emocionales, dolor, entre otros.

VIII. Cuencos tibetanos: Historia y fabricación

Los cuencos tibetanos tienen un pasado misterioso y no se sabe a ciencia cierta sobre sus orígenes. Su historia comenzó mucho antes del amanecer de la civilización moderna, la información escrita sobre ellos es casi inexistente. Se dice que los primeros se hicieron en Mesopotamia hace más de cinco mil años, por lo que se creen que son uno de los objetos artesanales más antiguos de la historia humana.

Los primeros estaban hechos de cobre puro, producidos con fines medicinales y musicales. Fueron fabricados dentro de las casas de los artesanos. El conocimiento sobre la metalistería se transmitió de generación en generación, aunque al final esta cadena de conocimiento se rompió. Algún tiempo después comenzaron a hacerse de latón, que es una combinación de varios metales, incluido el cobre.

Aunque se podían encontrar cuencos dentro de los monasterios y hogares, se dice que a los monjes no se les permitía hablar sobre estos. Incluso, en los textos sagrados del Canon Budista Tibetano tampoco había información sobre ellos. Las referencias evidencian que los lamas y monjes tibetanos los usaban para rituales secretos y sagrados. Incluso se comenta que estos rituales eran de naturaleza tan espiritual que les dio a los monjes la capacidad de proyectarse astralmente y viajar a otros reinos y dimensiones.

Durante la invasión China del Tíbet a mediados del siglo XIX, los lamas y los monjes se vieron obligados a huir, llevándose consigo todas sus valiosas posesiones, incluidos sus cuencos cantores. Para sobrevivir a la crisis, se vieron obligados a venderlos junto a otros artículos de gran valor. Esta circunstancia llevó a que estos instrumentos se extendieran por todo el mundo, así como a hacer que desapareciera el conocimiento esotérico sobre ellos. Hoy en día, sus sonidos místicos se pueden escuchar en muchos lugares diferentes, como centros de curación, estudios de yoga, aulas, templos y mucho más (Monsonís, 2019).

VIII.I. Tipos de cuencos

Los tipos de cuencos tibetanos y de cuarzo tienen variaciones en cuanto a tamaño, materiales, grosor, etc. Estas características le dan un valor particular, el cual es utilizado de forma intencionada en las sesiones. Los cuencos tibetanos desde la tradición representan el elemento Tierra, lo corporal, lo físico; personalmente los utilizo para generar contacto, conexión con el cuerpo físico, tomar consciencia e indagar en aspectos psicológicos o introspectivos de la persona, en parte por el sonido cargado de «armónicos» o «parciales» que brinda el instrumento. Los cuencos de cuarzo poseen un sonido de mayor intensidad (volumen), por lo que se deben tocar en momentos específicos y en partes clave de la sesión. Desde la tradición representan una conexión más sutil, asociada a la espiritualidad. La campana tibetana y los *tingshas*, comentaba mi maestro en Nepal, ayudan a «entretejer el campo energético de la persona»; lo que yo he visto en las sesiones es que son muy útiles para traer la atención de vuelta hacia el momento actual, al aquí y ahora.

Para visualizarlos puedes ir a la página de anexo, donde encontrarás imágenes de cada uno de ellos.

Se clasifican de la siguiente manera:

1. Cuencos antiguos

Son todos aquellos fabricados hace más de 40 años, época en la que se empezó a utilizar el torno. Estos tienen mejor construcción y aleación (siete metales o más) que los modernos, pero no siempre su estado de conservación es bueno, hay que tener en cuenta que con el uso continuado sufren desgaste.

2. Cuencos modernos

Son los fabricados desde hace unos 40 años, pueden estar fabricados desde dos a siete metales y la construcción puede ser artesanal (fabricado a mano) o a torno (típico cuenco decorado pequeño).

3. Cuencos torneados

Están hechos de dos metales y tienen un precio muy asequible, pero recomiendo los fabricados a mano, ya que solo cuestan un poco más y tienen mayor cantidad de metales y riqueza sonora. Pueden servir para meditación, yoga, *mindfulness* o para empezar en la terapia de sonido.

4. Cuencos Full Moon

Fabricados en las noches de luna llena, su calidad y aleación es mejor que la del resto de los cuencos modernos; también se encuentran decorados con grabados de símbolos del budismo, son de enorme belleza visual.

El tamaño del cuenco también es importante, ya que, cuanto más grande sea, más grave o profundo será el sonido, los pequeños generarán sonidos agudos y «punzantes». Por lo general el sonido será más prolongado en el caso de los de mayor tamaño y sus parciales (armónicos) se escucharán con mayor fuerza debido a que el cuenco también sonará más fuerte (hablando específicamente de los tibetanos).

En lo personal, suelo recomendar como primer cuenco, para empezar en el mundo de la sonoterapia, un tamaño intermedio entre 15 y 18 cm, ya que es manejable y tiene buen sonido al percutir y al tocarlo por el borde. Si se busca para meditación o yoga, donde su principal función es generar llamados de atención para seguir consignas, iniciar o finalizar dinámicas, uno de entre 10 y 14 cm está muy bien.

5. Cuencos de cuarzo

Su origen se remonta a mediados de la década de 1970. Es importante tener en cuenta que no fueron creados como instrumentos musicales o de sonoterapia, sino más bien como crisoles (cavidades en los hornos que recibe el metal fundido) utilizados en la industria espacial, informática, electrónica y de semiconductores. Así, a través del proceso Czochralski se usaban (y aún hoy día se usan) para obtener obleas destinadas a la fabricación de transistores y circuitos integrados. En la industria electrónica se recurre a estos recipientes de cuarzo de alta calidad para hacer crecer cristales de silicio utilizados en la fabricación de microchips de ordenadores, *smartphones*, etc. Incluso se utilizan también en las centrales de energía solar, aprovechando la capacidad del cuarzo a la hora de transmitir y amplificar los impulsos eléctricos. El uso meditativo y terapéutico de estos cuencos sería descubierto e impulsado posteriormente, a partir de la década de los ochenta, por personas que ya tenían una gran afinidad con los cristales y que quedaron sorprendidas al escuchar por primera vez los tonos resonantes que eran capaces de emitir estas vasijas. Tomando como referencia los cuencos del Himalaya, estas personas empezarían a explorar y desarrollar el intenso potencial sonoro de estos recipientes de cristal para hacer llegar estos sonidos que algunos ya sentían a nivel psíquico. Un importante pionero conocido en uso fue el canadiense Gaudry Normand, quien quedó fascinado al verlos en AT&T, una importante compañía multinacional de telecomunicaciones, allá por 1994. Después de escuchar su sonido, empezaría a usarlos y divulgarlos, trabajando con importantes fabricantes para darles su lugar fuera del entorno industrial en donde nacieron. Hoy día, los fabricantes de cuencos de cuarzo son en general los mismos que siguen haciendo crisoles y otros productos de cuarzo fundido con fines industriales. Si bien la mayor parte vienen de China, existen otros fabricantes como Normand en Canadá o Crystal Tones en EE. UU. (Das, 2017).

6. Campana tibetana

Se utilizan actualmente en ceremonias alrededor del mundo, también son ampliamente usadas en meditación, sesiones de yoga y prácticas espirituales. Dentro de la tradición se dice que tocar la campana tiene un poder universal de exorcismo y sobre todo de purificación, logrando rechazar las influencias negativas, o al menos dar un aviso de su enfoque. Simbolizan la intercomunicación entre el Cielo y la Tierra.

En el Tíbet representa el principio femenino, es el yin que se mantiene en la mano izquierda, símbolo de profunda sabiduría.

El aspecto masculino se encuentra simbolizado en el *dorje*, palabra que significa «el Señor de Piedras» en tibetano. Es un elemento asociado a la campana y simboliza la capacidad de transformar toda la experiencia en una de perspectiva iluminada.

7. Las tingshas

El término tibetano *ting* se refiere al repique del sonido del metal, también campanilla metálica. *Sha* significa colgado o suspendido, así *ting-sha* toma los significados de címbalos suspendidos de metal sonoro y el de una nota musical sostenida. Unidos por una correa de cuero o por una cadena, se entrechocan ligera y delicadamente en sus bordes creando un tono suave o fuerte, un sonido claro, sostenido, agudo, limpio y penetrante. Su tamaño varía desde unos 2,5 hasta 4 pulgadas de diámetro. Son de un espesor grueso al igual que los cuencos tibetanos, y están hechos de una aleación de metales que producen sonidos armónicos.

El sonido de las *tingshas* puede crear un campo resonante que limpia los espacios de *energías* negativas. Se suelen utilizar en *feng shui* para cerrar las cuatro esquinas de una habitación y equilibrar un espacio. Hoy en día es muy utilizada junto con los cuencos tibetanos para la curación y la meditación. Al golpear una campana contra la otra, se crea un sonido intenso y puro que permite focalizar la mente. Para lograr reproducir un sonido claro y armónico, se debe sujetar cada platillo por el cordón, formando un ángulo de 90 grados entre el agujero donde entra el cordón y la mano, ambos platillos al mismo tiempo. Se sostiene con firmeza y golpean los bordes juntos.

Hay que dejar que la *tingsha* suene hasta el silencio (YogaYe, s/f).

IX. Tocando cuencos tibetanos

Existen principalmente 2 formas de tocar los cuencos tibetanos, la primera golpeándolo con una vara o mazo, tal como si se tratase de una campana. Con este golpe lo que se busca es hacer «llamadas» o «activar», es importante que este toque sea lo más armonioso posible, que no suene estridente, muy agudo o que llegue a molestar. En ocasiones, a modo terapéutico, se puede buscar generar un efecto «disarmónico» (que suene fuerte), o bien casi inaudible, situaciones con una intención creada para la búsqueda de efectos específicos o reacciones en el consultante.

La segunda forma es frotando la vara alrededor del cuenco para hacerlo «cantar», se puede hacer en el sentido horario (de izquierda a derecha) o antihorario (de derecha a izquierda).

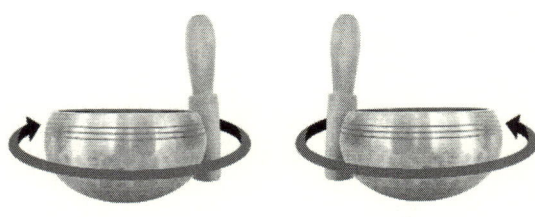

Fig. 7. Sentido horario y antihorario al momento de tocar el cuenco frotando la vara.

De acuerdo a la tradición, si el movimiento fuese en sentido horario, se estaría intencionando todo lo que tiene que ver con la *energía yang*; por tanto, ayuda a potenciar, aumentar, dar inicio, estimular.

Por el contrario, al frotar el cuenco en sentido antihorario, se estaría intencionando con energía *ying*, «negativa»; por tanto, ayudaría a restar, disminuir, limpiar, atenuar, apaciguar procesos.

Un mismo motivo de consulta podría enfocarse desde cualquiera de estos dos sentidos horario o antihorario; por ejemplo, una persona que esté viviendo algún periodo de ansiedad, además de conectar con la respiración, debe tocar el cuenco en el sentido horario, para potenciar o aumentar la tranquilidad o calma. Mas también se podría dar el caso de tocar el cuenco en el sentido antihorario para intencionar o disminuir los eventos que están generando dicha ansiedad, estados mentales, exceso de pensamientos, etc. La intención que se le dé se comenta antes y luego de la intervención sonora, para de esta forma crear imágenes mentales o sensaciones en el consultante.

Esto en una primera instancia podría parecer algo lógico u obvio, pero resulta de gran utilidad poder en cada consulta que nos hagan realizar junto a la persona la pregunta opuesta: «Usted me dice que está bajo mucho estrés, tocaremos con la intención de disminuir esos niveles; ahora bien, ¿qué cree que podría aumentar en su vida para disminuir el estrés que actualmente está viviendo?».

Si el motivo de consulta fuese una baja autoestima, se podría tocar en el sentido horario para intentar aumentar energéticamente, pero tal como en el caso anterior se podría preguntar: «¿Qué elementos podrías disminuir en tu vida para aumentar tu autoestima?».

Otra forma aprendida en Nepal sobre el toque del cuenco haciéndolo vibrar por el rededor es hacer una «media luna» o por la mitad, mitad superior, inferior izquierda o derecha. Con esta forma se podría intencionar el equilibrio de los hemisferios del cerebro, por ejemplo, o bien la mitad superior o inferior del cuerpo, ir variando para de manera simbólica instar la reconexión de las *energías*, etc.

Para finalizar, tocar un cuarto (1/4) del cuenco, pudiendo ser el superior izquierdo, superior derecho, inferior izquierdo o inferior derecho. Con esta forma de movimiento se espera sacar una gran potencia vibratoria desde el cuenco, esta técnica es muy recomendada para hacer el masaje físico sobre el cuerpo, para estimular de manera potente ciertas zonas. Esta técnica que aprendí en Nepal requiere de mayor destreza, se deben dominar las técnicas previas para pasar a los «cuartos». Se requerirá de mayor rapidez y de presión de la vara contra el cuenco para hacerlo vibrar, considerando la menor superficie donde interactúa la vara con el metal .

Otro aspecto importante a tener en cuenta es que el sonido de los cuencos tibetanos, así como el de cualquier instrumento que se interprete, posee dos principales variables necesarias que afectan o intervienen en cómo sonará el instrumento. Por ejemplo, no será lo mismo tocar una guitarra con los dedos o con una uñeta, en el caso de los cuencos tibetanos esta relación se da principalmente por la baqueta que los golpee, esta dará un sonido más «brillante», agudo o grave, dependiendo del material y la forma, entre otros.

Dentro de las principales baquetas que se utilizan están las siguientes con sus características:

De madera

Son las que sacarán los tonos más agudos. Si se usa para hacerla girar alrededor de él, se conseguirá con rapidez sonido al cuenco, pero se corre el peligro de hacerlo chirriar, pues su vibración hará que la baqueta rebote repetidamente por su superficie lisa.

De cuero o fieltro

Con estas se logra que el sonido al golpear el cuenco no sea tan agudo y estridente, aunque al hacer el giro será más difícil hacerlo sonar, ya que el cuero es un material más blando que la madera en sí y, por ello, tenderá a apagar o amortiguar el sonido.

De algodón (o tibetanas)

Estas son las baquetas por excelencia, a través de ellas se consigue sacar la mayoría de los armónicos que poseen los cuencos, aunque solo sirven para golpear, es casi imposible sacar sonido haciendo girar alrededor.

Para cuencos de cuarzo

Tienen una esfera de goma atornillada al mango, y se utilizan para hacerlas girar alrededor del cuenco, con mínima velocidad, pues el cuarzo debido a su material y composición rugosa genera mayor fricción. Con este tipo de baquetas además se busca proteger el delicado material de los cuencos (Matxinsalto, 2011).

X. Mantras y chakras

La palabra *mantra* proviene del sánscrito, una de las lenguas clásicas más antiguas que existen y en la que están escritos los textos sagrados del hinduismo. La palabra *man* significa 'mente' y el sufijo *tra* 'instrumento o vehículo del pensamiento'. En palabras más sencillas, se trata de un sonido o frase que, siendo recitado o cantado, adquiere un poder espiritual y psicológico en la persona que lo repite.

Los mantras no solo se usan en entornos estrictamente religiosos. Actividades como el yoga y la meditación también los usan para ampliar los beneficios de sus prácticas.

La clave para aprender uno es la reiteración. Si al cantarlo te resistes, vuelve a intentarlo hasta que el mantra, tu yo físico, mental emocional y espiritual estén en completa sintonía, sintiendo el poder de cada una de las palabras.

Los mantras se pueden vocalizar siempre que se necesite, no tienen por qué estar ligado a una práctica espiritual o religiosa concreta para que tengan valor. Mientras se camina o se limpia la casa, la mente suele ir dando tumbos entre pensamientos. Recitarlos puede ser de gran ayuda y servir para depositar más atención en la actividad presente (Daniel, 2020).

El sonido de los mantras puede ser entendible o no, pero se basan en la creencia de que ciertas ondas sonoras universales pueden afectar de manera positiva al ser humano y a su entorno, se podría afirmar que estos buscan la conexión con un ser o un «algo» superior.

Los más conocidos son los de origen budista y védico, estos últimos considerados los textos sánscritos más antiguos. Los asociados a los chakras se llaman *mantras bija* o *raíz*; son los siguientes, partiendo desde el *primer centro*:

Lam - Vam - Ram - Yam - Ham - Om - Silencio

Así también están las vocales ligadas a cada uno de los chakras, como se puede ver en el siguiente diagrama, partiendo desde el *primer centro*:

U - O - O - A - E - I - Silencio

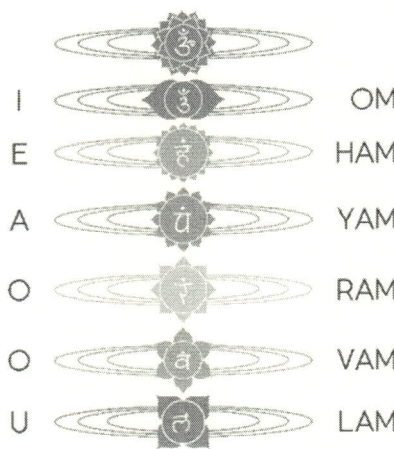

Fig. 8. Relación vocales, chakras y mantras.

El objetivo que se busca es utilizarlos de forma pasiva o activa junto al consultante para estimular cada una de las *dimensiones anímicas* implicadas o relacionadas con ellos.

De forma pasiva junto al sonido de los cuencos se pueden repetir los mantras o vocales e intencionar para trasmitir esa vibración al consultante en la sesión.

De forma activa junto al consultante, o bien de forma individual, se le pide que repita la vocal o el mantra de manera que pueda sentir la vibración y su propia voz (*haaaaaam, hooooooom*, alargando la vocal).

XI. La propia voz en la terapia

La voz propia es el instrumento por excelencia; si se está triste, surgirá un solloz, un sonido, o bien al cantarle a un bebé, una melodía armoniosa sin la necesidad de un patrón preconcebido, sino la pura intuición, una proyección del mundo interno como plantea la musicoterapeuta Mary Presley, o bien la emocionalidad desplegada a través de la voz. Según Boulez, Changeux y Manoury, en su libro *Las neuronas encantadas* (2016), el sonido de la voz rica en armónicos o parciales logra expresar de una forma notable los estados de ánimo, o sería (y es) posible identificar variaciones de estados emocionales solo al escuchar la voz y las variaciones posibles que puedan existir en ella.

En mi ejercicio clínico he podido experimentar lo terapéutico que resulta hacer en conjunto con el sonido de un cuenco, así como junto al consultante, experiencias que surjan de la improvisación vocal, la cual en determinado momento en la terapia comienza a sobrepasar las resistencias racionales que pudiesen existir. Por ejemplo, al cantar un mantra, esperar que suene lo más parecido a los cantos de los monjes tibetanos o mongoles. Las melodías sin una preconsigna o simplemente «cantar lo que nos dé la gana» generan una conexión con nuestro «niño musical» como lo plantea Nordoff- Robins, o bien con esa área genuina que está ahí como guía esperando ser escuchada y así ayudarnos a retomar el camino de nuestra esencia a través de la voz.

Una propuesta para indagar en la propia voz sería:

1. Ubicar un lugar tranquilo donde puedas cerrar los ojos y centrar tu atención en los sonidos externos, autos, animales, pájaros, tu respiración, etc.
2. Inhalar por la nariz, mantener unos segundos y exhalar.
3. Sin tener nada aún en mente, emite el sonido que nazca de forma natural, puede ser apoyada por la letra *m* o alguna vocal.
4. Continúa conectando con este sonido, luego experimenta ir hacia otros sonidos para poco a poco ir construyendo una melodía.
5. Vuelve al silencio del punto inicial conectando con la respiración e intentando poner atención a los sonidos que ofrece tu entorno.

XII. Diagnóstico en sonoterapia

La sonoterapia, además de sesiones de relajación con sonidos que es a lo que con mayor frecuencia se asocia, tal como las demás terapias complementarias, se basa principalmente en el diagnóstico por dimensiones asociadas a los chakras; desde la visión integrativa u holística, hace referencia a entender las problemáticas no solo desde su correlato fisiológico, sino también psicológico o espiritual.

Como este tipo de terapias se enfoca desde paradigmas distintos a los tradicionales utilizados en Occidente (modelos cientificistas), se usan recursos también de índole *energético*, un diagnóstico podría realizarse a través de la radiestesia, e indagar cómo se están dando los flujos en las distintas dimensiones. Desde la respuesta muscular involuntaria o bioenergética, que trabaja con fuerza el biomagnetismo así también la kinesiología holística. Sería posible hacer un diagnóstico *energético* a través de la imposición de manos como se realiza en el *reiki*, o bien con el pulso, tal como plantea la tradición china.

El Dr. Edward Bach, prestigioso médico de profesión, concibió su sistema floral no para tratar la enfermedad, sino a la persona. Esto es fundamental. Para él la enfermedad es solo la manifestación física de un desarreglo emocional y mental de la persona. Bach construye su terapia floral en la afirmación de que la persona confrontada a una disfunción interna emocional o mental si no se trata, por la razón que sea, terminará por desarrollar una serie de síntomas o enfermedades.

Así como el Dr. Bach desde la terapia vibracional con flores, la terapia con sonido se basa, pues, no solo en los síntomas, sino en tratar a la persona e ir a la causa, al origen específico que acarrea todo lo demás, pudiendo esto ser de índole emocional, mental o espiritual.

XII. I Diagnóstico con cuencos tibetanos

El diagnóstico mediante los cuencos tibetanos, tal como los revisados anteriormente desde la visión *energética*, se realiza evaluando la funcionalidad armónica o disarmónica de las *dimensiones anímicas* o *chakras*. Para ello, a través del sonido se identifica la o las alteraciones del sonido producido por el cuenco sobre la zona asociada a cada chakra. La alteración en el sonido podría indicar un bloqueo, ya sea por carencia de *energía,* o bien por exceso de esta.

Funciona de forma similar al radar de un submarino, que emite una frecuencia de microondas o de radio de alta intensidad que detecta la *energía* que regresa tras chocar y rebotar contra un objeto. A partir de este «eco» que se muestra reflejado en una pantalla o monitor, se puede extraer gran cantidad de información y saber dónde y a qué distancia se encuentra el objeto (SailandTrip, 2017).

Al hacer sonar un cuenco sobre la zona donde se sitúa cada *chakra*, este emitirá una frecuencia sonora, la cual dependiendo de cómo se encuentre ese *centro* (equilibrado, en exceso de o carencia) generará una variación en la respuesta o el «eco» del sonido emitido.

Para realizar el diagnostico con el cuenco es necesario conocer a cabalidad el sonido del instrumento, tener claro cuánto dura en un ambiente neutro, así como las fases del sonido que producirá. En relación con esto se pueden identificar claramente tres fases principales al hacer sonar un cuenco golpeándolo con la vara. Estas son:

Curva ascendente: Estando el cuenco en silencio, se golpea con la vara para producir el sonido en una primera fase ascendente, se sentirá el aumento gradual hasta llegar a un punto de equilibrio o donde se identificará que este ya no asciende.

Meseta: En este periodo el sonido no aumenta, sino que se mantiene estable sin variaciones por unos segundos.

Curva descendente: El sonido comienza a disminuir su intensidad bajando en la curva hasta volver a su estado neutro de silencio.

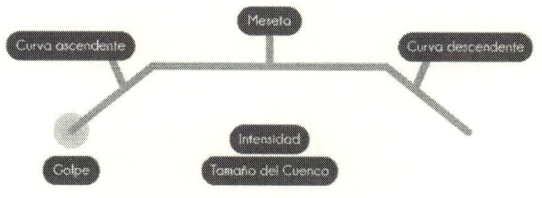

Fig. 9. Curva del sonido

Este tipo de ciclo se dará cuando al pasar el cuenco sobre la zona asociada al chakra se encuentre en equilibrio o sin *bloqueos energéticos*. Existen dos principales alteraciones del sonido producto del desequilibrio existente en la dimensión, uno por exceso de *energía* y otro por carencia.

En el primer caso, el cuenco en el periodo de la meseta emitirá un fuerte sonido agudo que corresponde a uno de los parciales del cuenco. Este también se puede dar cuando la *energía* de ese *centro* se encuentra exacerbada, por ejemplo al estar con exceso de pensamientos o ansiedad.

Reitero la importancia de conocer de forma acabada el sonido de nuestros cuencos y su reacción frente a la vara con la que se esté tocando, para no confundir un posible efecto del terapeuta o de la vara con un desequilibrio. Esto debido a que, por ejemplo, un cuenco tibetano tocado con una vara de madera sin cuero o fieltro es casi seguro que hará que suene con sus parciales o armónicos agudos; por tanto, sería un error diagnosticar un desequilibrio en tal situación.

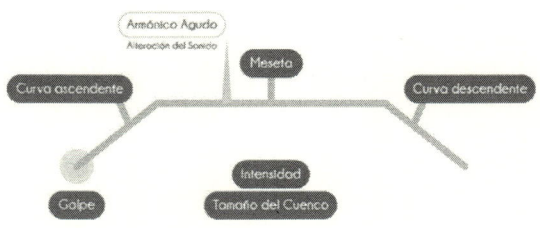

Fig. 10. Sonido del cuenco con alteración ascendente.

En contraposición, si existiese un desequilibrio por carencia de *energía,* o bien por fuga de ella, el sonido se apagará abruptamente en la primera o segunda fase. En este caso, como recomendación, se podrían dar varios golpes sobre la zona donde existe esa falta de *energía*, para «saturar de sonido» y la insuficiencia quede satisfecha para seguir el diagnóstico. Por lo general luego de dar unos cuantos golpes, es posible restituir la dinámica natural del sonido del cuenco.

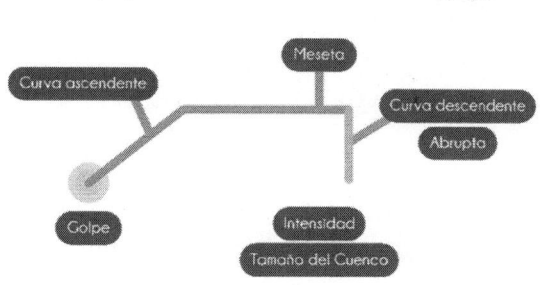

Fig. 11. Sonido del cuenco con alteración descendente.

XII. II Diagnóstico: Notas musicales y chakras

Si desde esta lógica asociamos la *energía* de cada *chakra* a una nota musical, se podría hablar en términos de teoría musical, específicamente lo relacionado a la armonía producida por ciertos intervalos musicales de 3.ª (dos tonos ascendentes de diferencia) y 5.ª (tres tonos y medio ascendentes de diferencia).

En el caso de la sonoterapia, la asociación que habitualmente se da es con base en la escala de do mayor (do, re, mi, fa, sol, la, si), en esta tonalidad no existen notas con alteraciones (fa #, re b, la #). Por términos de economía o por simplificar términos, nombraré a los intervalos como 3.ª y 5.ª, entendiendo que estos podrían ser 3.ª mayor, 3.ª menor, 5.ª justa o disminuida. La relación de intervalos que se creen en relación con las terceras y quintas sobre una nota fundamental perteneciente a esta tonalidad de do mayor sería la siguiente:

Do mayor: do-mi-sol (3.ª mayor, 5.ª justa).

Re menor: re-fa-la (3.ª menor, 5.ª justa).

Mi menor (mi-sol-si): intervalo de 3.ª menor, 5.ª justa.

Fa mayor (fa-la-do): intervalo de 3.ª mayor, 5.ª justa.

Sol mayor (sol-si-re): intervalo de 3.ª mayor, 5.ª justa.

La menor (la-do-mi): intervalo de 3.ª menor, 5.ª justa.

Si disminuido (si-re-fa): intervalo 3.ª menor, 5.ª disminuida.

Interesante resulta pensar qué sucedería en el caso de que en una estructura se diese, por ejemplo, la existencia de un sol # (energía de la comunicación social exacerbada) o un re b, de qué manera afectaría al sistema armónico de la persona en general. Esto será tema para un próximo libro, donde abordaré la temática de manera profunda y acabada.

Ahora bien, para nuestro interés actual. ¿Qué significan estas relaciones de terceras y quintas en términos energéticos en el contexto de la sonoterapia?

La relación fundamental, 3.ª y 5.ª, se encuentra en cada una de las notas como se grafica en el siguiente cuadro, siempre tomando de referencia la tonalidad de do mayor:

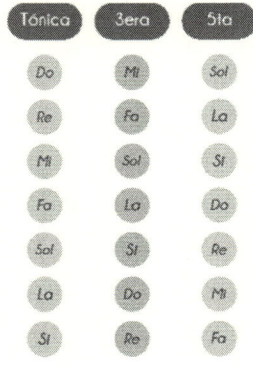

Fig. 12. Relación de los chakras en triadas.

Existe entonces, con base en la teoría musical, una relación mayor entre ciertas notas (energías) por la «armonía» que le da el contexto; si se tiene algún bloqueo en la energía de un *chakra*, tomando este como la tónica, es probable que el siguiente centro que entre en desequilibrio sea donde se encuentre la 3.ª; si el bloqueo persiste y no se hace algún trabajo para movilizarlo, posiblemente se bloquee el chakra en el que se encuentre la 5.ª.

Si se tuviese alguna problemática emocional, chakra IV nota fa, esto podría estar influyendo también en la concentración, chakra VI nota la (3.ª mayor de fa), es probable que producto del bloqueo del cuarto centro, la *energía* que debería estar subiendo hacia los *superiores* no esté llegando en su totalidad, generando un desequilibrio.

De esta manera, por lo general, se observa la manifestación de un síntoma, pero este no es necesariamente la causa; por tanto, si bien se debe atender a lo manifestado, es de vital importancia indagar en el origen del asunto que pueda estar generando dicha consecuencia o síntoma/problema.

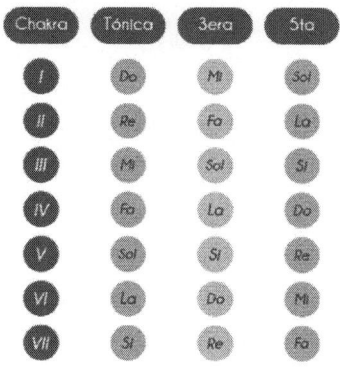

Fig. 13. Chakras con acordes de triada.

En este punto, entendiendo la relación por terceras y quintas de un acorde, podría además observarse que en cuanto a energía, una nota do, por ejemplo, también influye en el acorde de fa, siendo do su 5.ª (fa, la, **do**) y también en el acorde de la, siendo do su tercera (la, **do**, mi). Esto abre un nuevo nivel de análisis, en cuanto a observar las alteraciones energéticas y la relación en otros centros, así plantear un desequilibrio en el chakra IV producto de la disarmonía que genera la nota do dentro de esa triada (fa-la-**do**) y no necesariamente ser la nota fa la que esté generando el desequilibrio en el chakra IV; por tanto, en este caso, para restituir el flujo sería necesario rearmonizar la nota do de la triada en cuestión. Podríamos preguntarnos: ¿de qué manera la falta de una energía concreta, do, podría estar generando un desequilibrio a nivel del IV chakra, entendiendo la energía do en relación de 5.ª de la triada del chakra IV (fa-la-**do**) o dentro del chakra VI, entendiendo el do como tercera de la triada del chakra VI (la-**do**-mi)?

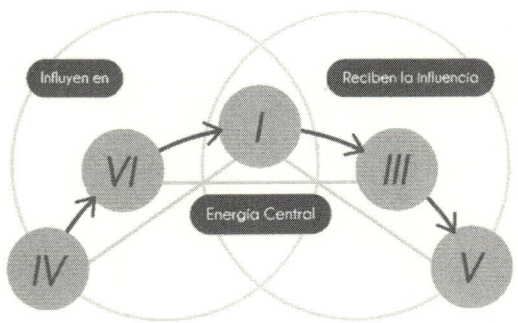

Fig. 14. Influencia energética por grados.

XII. III Diagnóstico a nivel psicológico

Más que generar una pauta que aprisione o produzca patrones rígidos frente a la escucha y atención del consultante, un diagnóstico se realiza para indagar principalmente qué intervención será la óptima o atingente, ya que es importante entender que no existen una receta estándar o mágica para que una persona llegue con ansiedad, se toque el cuenco con la nota do tres veces y ya está. Por esto mismo el diagnostico irá enfocado en ver la pertinencia de las técnicas por aplicar, si será ideal una sesión más receptiva o activa, si es recomendado para la persona cantar los mantras o recibir de forma contenedora un canto armonioso, etc. Incluso si se recomienda o no la sesión de sonido, ya que, por ejemplo, en personas con estructuras de personalidad sin juicio de realidad, o con un síndrome de difusión de la identidad, estas técnicas sin la guía adecuada podrían resultar nocivas para quien consulta.

El diagnóstico, por tanto, debería realizarse:

—De manera personalizada.
—Enfocado a la persona y no a la enfermedad.
—Intentando llegar a la causa, origen del desequilibrio (de manera estructural y no solo descriptiva).

Es de vital importancia tener previamente a la sesión o aplicación de sonidos, propiamente como tal, una conversación en la que el consultante pueda hablar de sí mismo de esta forma, el terapeuta puedan entender el contexto de ella, deseos, sentir la dinámica relacional que se va dando al dialogar, así como sus motivaciones, dificultades, desentrañar el origen de lo que manifiesta como problema. Cuanto más se llegue a la causa «verdadera» (latente), la que subyace bajo el entramado de síntomas y malestares que manifiesta el consultante, más acertado será el diagnóstico, mejor el tratamiento y más sólido entonces el cambio positivo que experimentará la persona (Lahuerta, 2015).

Con una perspectiva similar al diagnóstico con el sonido del cuenco, se irá realizando un análisis por cada una de las dimensiones desde un punto de vista psicológico similar al proceso de anamnesis. Mediante un diálogo sincero se irá consultando, por ejemplo, por la *dimensión emocional* (IV); de acuerdo con la manera como manifieste sus ideas y creencias, se podrá indagar si existe algún desequilibrio a nivel de este centro (VI), o bien si la problemática o motivo de consulta viene dado por un tema espiritual (VII) o autoestima (III). A través del diálogo, la persona naturalmente irá hablando de sus *dimensiones*; por tanto, como terapeutas se debe estar atento a percibir ciertos temas que puedan ser más engorrosos para la persona de hablar, ya que podría estar manifestándose una alteración.

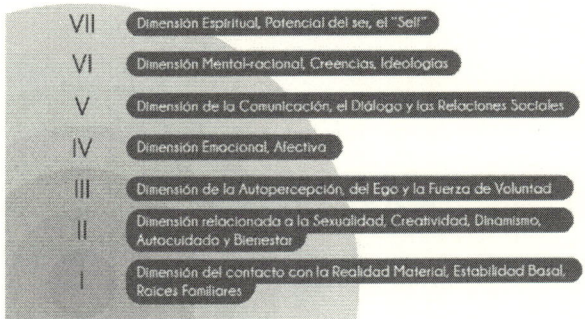

Fig. 15. Las dimensiones.

Entonces, a través de la escucha activa del consultante dentro de una entrevista personalizada, se puede generar también un diagnóstico, sin ningún tipo de enjuiciamiento (o al menos siendo conscientes de ello) de lo que manifiesta. Con respeto absoluto por su caso, su situación, su sentir, atendiendo a la persona, no a la enfermedad (aunque teniendo en cuenta los síntomas, claro, que son por lo general por lo que la persona viene a consulta). Muchas veces el solo hecho de permitirse hablar con libertad ciertos temas, bajo un encuadre clínico, ya genera fuertes cambios a nivel terapéutico en quien consulta, así como para uno como terapeuta, ya que en la lógica de acompañar el proceso el aprendizaje siempre es mutuo.

Por otro lado, es vital también una relación de acompañamiento con el consultante, darle tiempo para que se exprese, conducirle mediante las preguntas pertinentes a que pueda aclararse, ya que es frecuente que la persona llegue con cierta confusión respecto a sus ideas, sentimientos o sensaciones (Lahuerta, 2015).

XIII. La respiración

Dentro de todas las terapias cumple un papel fundamental, ya lo planteaba el yoga desde hace miles de años, así como Susana Bloch al estudiar los patrones respiratorios asociados a las diversas emociones básicas. Hasta el momento, se ha demostrado que los actos respiratorios conscientes, rítmicos y sistemáticos resultan de vital importancia para el funcionamiento del metabolismo. Una buena respiración es, sin lugar a dudas, la base de una vida saludable. De allí la recomendación de hacer uso de esta técnica para regular estados anímicos desfavorables, controlar ciertos estados mentales e incluso sobrellevar las posibles dificultades que se presentan en la vida cotidiana.

Dentro de las técnicas de respiración, la que usualmente se recomienda es la respiración diafragmática. Con este tipo de respiración, el diafragma ocasiona que el estómago, en vez del pecho, suba y baje. Cuando los pulmones se llenan de aire el diafragma presiona hacia abajo y el estómago sube (se mueve hacia adelante). Cuando los pulmones se vacían de aire, el diafragma vuelve a subir y el estómago baja (se mueve hacia adentro). El resultado es una respiración lenta, uniforme y profunda.

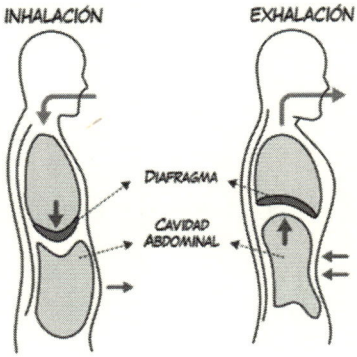

INHALACIÓN   EXHALACIÓN

DIAFRAGMA

CAVIDAD
ABDOMINAL

Entre los beneficios o ventajas psicológicas de esta respiración se encuentran:

Tomar conciencia: Los especialistas recomiendan a sus consultantes mejorar su proceso respiratorio, ya que consideran que es un método eficaz para concentrar la atención en sí mismo. Al inhalar y exhalar pausadamente, pueden conectarse con el tiempo presente, «en el aquí, y en el ahora». Por eso es importante educar a la persona a fin de que recobre la conciencia del momento y controle su mente y emociones.

Relajación plena: La respiración y la relajación están ampliamente vinculadas. Cuando una persona respira de forma consciente puede alcanzar una relación integral, orientada a tranquilizar y serenar el organismo. El terapeuta usa esta técnica con la finalidad de poner en marcha el sistema parasimpático del paciente, el cual genera el aflojamiento y la distensión de los músculos, así como también favorece la regulación de la frecuencia cardíaca.

Control del estrés: Se recomienda la respiración diafragmática como una de las técnicas más efectivas para liberar estrés, apaciguar estados emocionales y regular la ansiedad. Al respecto, la correcta provisión de oxígeno ayuda a superar los síntomas cognitivos del estrés, tales como la extenuación cerebral, nerviosismo excesivo y el miedo. Cuando el organismo no recibe suficiente oxígeno, el metabolismo entra en un estado de desequilibrio y de tensión, que afecta tanto las funciones físicas como mentales de la persona.

Optimización del funcionamiento cerebral: El proceso respiratorio profundo contribuye a estimular las funciones del sistema nervioso, incrementando de esta manera el rendimiento del cerebro. Según estudios, la respiración completa puede incidir en la optimización de áreas relacionadas con la atención y el razonamiento de información de tipo sensorial. Usualmente se recomienda una respiración pausada y consciente con el propósito de alcanzar una mayor capacidad de concentración y ser más efectivo en la resolución de problemas.

Manejo de impulsos: Cuando los sujetos presentan reacciones emocionales inestables e intensas, se sugiere el uso consciente de la respiración, considerando que, a través de la inhalación y la exhalación profunda, el paciente podrá identificar y confrontar el estímulo que generó su crisis y su impulsividad.

Descanso reparador: Cuando un sujeto tiene dificultades para conciliar el sueño de manera natural, los especialistas recomiendan la realización de una rutina de ejercicios respiratorios antes de dormir. Y es que la respiración diafragmática interviene en el control de pensamientos, recuerdos y sensaciones que producen el insomnio. Se ha demostrado que, una vez que el estado mental se ha regularizado, superando la zozobra y la ansiedad, la persona podrá tener un sueño reparador.

Equilibrio personal: Científicos, psicólogos y yoguis han afirmado que la respiración consciente y profunda contribuye a controlar voluntariamente las emociones, favorece la autorregulación, equilibra las *energías* y produce un efecto agradable de quietud y serenidad.

Reducción de riesgos de infartos: En el caso de adultos mayores, o pacientes con problemas cardíacos, se enfatiza la importancia de la correcta oxigenación a fin de evitar que el corazón se esfuerce innecesariamente. La suficiente cantidad de oxígeno en la sangre ayudará a que dicho órgano descanse, se fortalezca y se preserve durante más tiempo (Psiguide, s/f).

XIII. I Respiración con cuencos tibetanos

Tal como se habló en el capítulo anterior, se pueden identificar claramente tres fases dentro del sonido: ascendente, meseta y descenso. Estas se pueden sincronizar con los ciclos de respiración tal como se grafica a continuación.

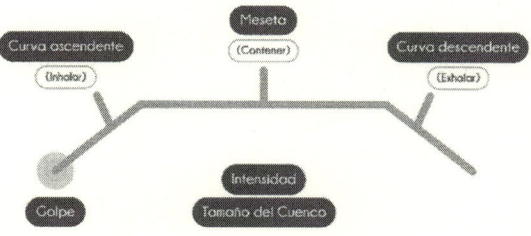

Fig. 16. Respiración con cuenco.

Ejercicio práctico

En un espacio cómodo comienza golpeando el cuenco hasta identificar sus fases de sonido, curva ascendente, meseta, curva descendente.

Al identificarlas, sincroniza las inhalaciones con el periodo de tiempo que dure la curva ascendente.

Al llegar a la meseta, retén el aire dentro de ti, permitiendo una óptima oxigenación en tus pulmones.

Al escuchar la curva descendente coordina la exhalación con el tiempo que dure el sonido.

Antes de que quede en completo silencio el cuenco, vuelve a golpear coordinando nuevamente con la inhalación.

Esta técnica simple y potente se puede realizar como ejercicio personal, así como guía para los consultantes, ya que el sonido irá guiando inconscientemente el proceso de respiración hasta llegar a su sincronización natural.

XIV. Armonización energética con cuencos tibetanos

La armonización con cuencos tibetanos que propongo se ha dividido en siete pasos para dar un esquema tentativo desde donde ustedes podrán basar su experiencia en un inicio para luego integrar aspectos de esta modalidad a sus propios esquemas de trabajo. Por tanto, se entenderá que si al momento de hacer una sesión, por ejemplo, se saltase el paso número cinco y se continuara, no implicaría una «desarmonización» en el consultante.

Después del proceso de recepción y entrevista inicial o diagnóstico, se realiza la sesión de sonido.

Si se ha pasado por sesiones previas, se puede consultar cómo se ha sentido en relación con la anterior, si hay algo nuevo que quiera compartir, etc.

Dos aspectos importantes que se deben preguntar en el diagnóstico previo son ¿qué aspectos le gustaría potenciar en estos momentos de su vida? ¿y cuáles restar o disminuir? Estas dos preguntas serán útiles e importantes dentro de la sesión de armonización.

Paso 1: Hacer entrar en resonancia el *campo energético* de la persona.

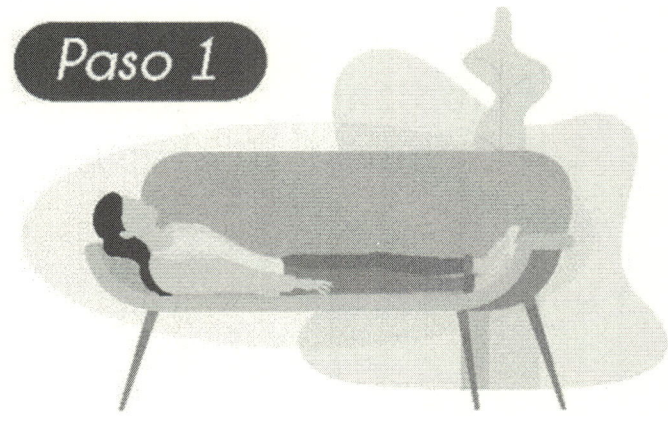

Tocando el cuenco por el *campo energético* (alrededor de ella sobre el cuerpo físico unos 10 o 15 cm) de la persona, haciendo movimientos aleatorios, horizontales, verticales, circulares o como se desee.

Paso 2: Conectar con la *energía* de cada *chakra*.

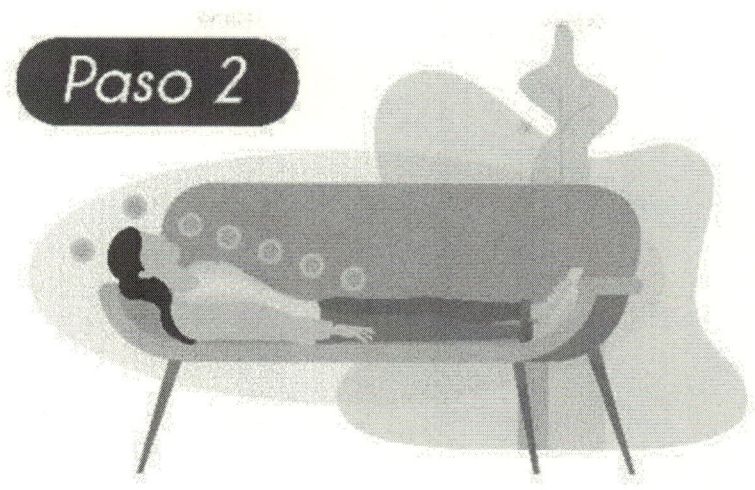

Tocar el cuenco dando un golpe armonioso por cada uno de los 7 *chakras* para activar e ir conectando con la *energía* de cada uno de ellos. Partiendo por lo general desde el primer centro hasta llegar al séptimo. Se debe tener en cuenta que al momento de ir acercándose a los oídos el sonido del cuenco debe ir atenuándose.

Paso 3: Limpiar o liberar bloqueo.

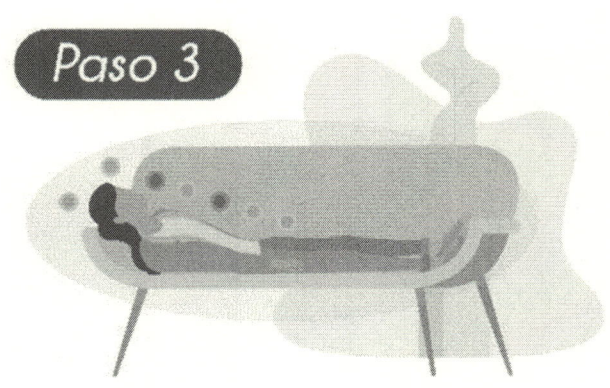

Desde el primer centro se comienza a hacer sonar el cuenco frotando la vara en sentido antihorario por cada uno de los *chakras* hasta el *séptimo en la coronilla*. Intencionando, además, restar o eliminar lo que la persona dijo en la entrevista previa que deseaba liberar de su vida, así como cualquier desequilibrio que pudiese existir y que se haya encontrado en el diagnóstico.

Paso 4: Proyectar una nueva *energía*.

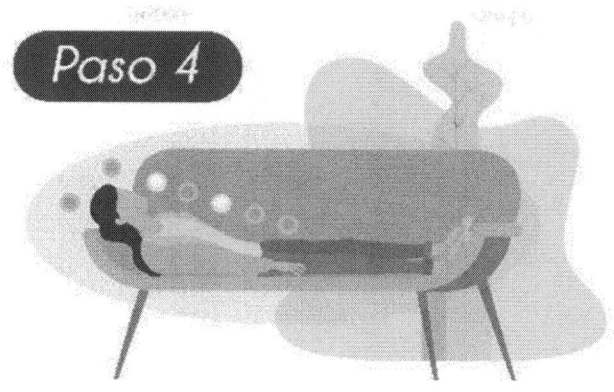

Desde el primer centro hasta el séptimo en la coronilla, se hace sonar el cuenco frotando la vara en el sentido horario, potenciando una *energía* nueva, la que el consultante dijo previamente querer tener en su vida en el momento actual. Con las mismas palabras que la persona dice, se potencia e intenciona.

Paso 5: Sellar cada *chakra*.

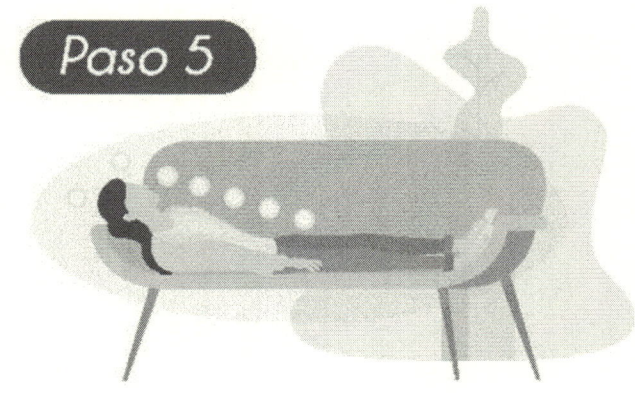

Al igual que el paso dos, se toca el cuenco dando un solo golpe por cada uno de los *chakras*, para en este caso ya no activar la *energía*, sino sellar lo que se realizó.

En esta oportunidad se podría iniciar desde la coronilla en el séptimo centro hasta el primero.

Paso 6: Sellar el *campo energético.*

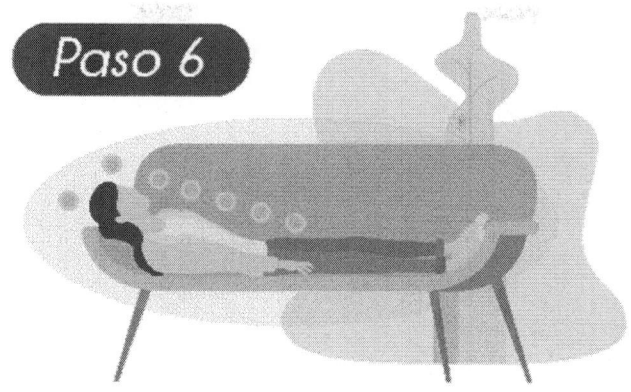

Tal como en el paso uno, se pasa el cuenco dando golpes aleatorios en sentido horizontal, vertical, circular, o como lo sientan, por el *campo energético* de la persona.

Paso 7: Cierre de sesión.

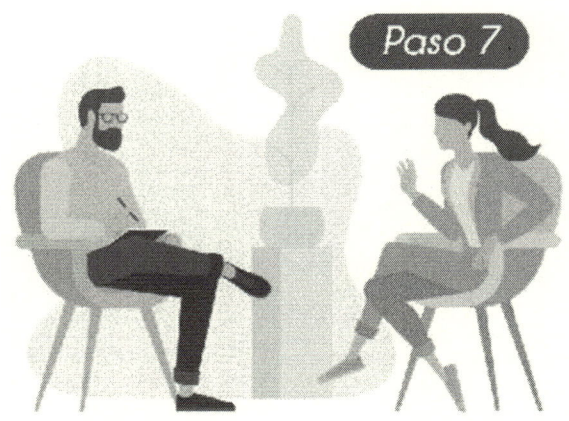

Luego de la sesión de sonido se genera un diálogo para conocer cómo fue la experiencia, el sentido será indagar en la experiencia subjetiva de la persona, permitir poner en palabras las experiencias no verbales vividas en la sesión, así como amplificar cualquier material que pudiese emerger desde el inconsciente a través de imágenes, recuerdos, etc.

XIV. I Meditación guiada con cuencos tibetanos

La meditación guiada es una herramienta que permite, mediante palabras e imágenes, acompañar en el proceso de conectar con el propio mundo interior.

Esta técnica ha ido volviéndose cada vez más popular. Por un lado, por la necesidad de manejar el estrés y la ansiedad de la sociedad actual y, por el otro, por el hecho de ser una herramienta fácilmente aplicable en el día a día con la ayuda adecuada. Dentro de las meditaciones guiadas más conocidas están:

Meditaciones tradicionales

En este tipo de práctica, la voz del instructor solo está ahí para guiar la intención y llevar a un estado meditativo, de tal manera que hay más pausas de silencio que voz y en ocasiones no incluyen música.

Relajación y escaneo corporal

Este tipo de técnicas ayudan a conseguir una relajación profunda en el cuerpo. Usualmente va acompañada de música instrumental o sonidos de la naturaleza, se puede potenciar al acompañar con sutiles sonidos del cuenco.

Meditación con visualización

Utiliza la imaginación para llevar a la mente a visualizar un objeto, escena o elemento con el propósito de lograr aún mayor relajación. Las imágenes pueden variar, con frecuencia se evocan rayos de luz de ciertos colores que varían de acuerdo con el propósito que se tenga.

Afirmaciones

Con frecuencia combinan la relajación y la visualización de imágenes y su propósito es dar un mensaje a la mente. Ya sea para evocar una emoción positiva, desarrollar una cualidad o capacidad en la mente o proveer sentimientos de seguridad, esta técnica es muy utilizada en contextos deportivos de alto rendimiento.

Meditación guiada con cuencos tibetanos

Es una práctica que resuena muy bien al ser guiada con el sonido de los cuencos tibetanos. Como ejemplo, se podría guiar una meditación de la siguiente manera:

Se le pide a una o varias personas que se sienten o pongan en una posición cómoda, ojalá con la espalda lo más recta posible, luego de cada consigna se golpea el cuenco y se espera hasta que el sonido comience a desaparecer.

Ejemplo de meditación guiada:
Ponemos atención a nuestra respiración (suena el cuenco).
Conectamos con la respiración (golpe).
Inhalamos, mantenemos, exhalamos (golpe).
Conectamos desde la punta de los pies (golpe).
Tobillos, rodillas, hasta llegar a los muslos (suena el cuenco).
Glúteos, sentimos el bajo vientre y zona genital (suena el cuenco).
Órganos internos (suena el cuenco).

De esta forma se continúa hasta hacer una conexión integral de todo el cuerpo. En esta meditación se puede decir también a las personas que sientan una luz que les recorre, una energía o simplemente llevar la atención y consciencia a estos puntos.

Unificado ya el cuerpo a través de la toma de consciencia, se puede hacer alguna visualización o que las personas indaguen en sus sentimientos presentes en ese momento, pensamientos, sensaciones, o bien guardar silencio y con el cuenco frotar la varita en sentido antihorario por unos momentos y luego hacerlo en sentido horario.

Finalmente, se hace el mismo proceso del inicio, pero ahora desde la corona hasta la punta de los pies y se termina pidiendo nuevamente a las personas que conecten con la respiración; se puede pedir una respiración profunda y se da el último golpe al cuenco.

Realizada la meditación, se consulta cómo se sintieron, cuál fue la experiencia y se indaga en la vivencia subjetiva de cada quien. Analizar si hay algo proveniente del material inconsciente producido por la meditación y el sonido que se pueda comentar junto con la persona. En ocasiones se puede proponer hacer un dibujo o pintar un mandala, para plasmar la sesión en un material concreto.

Si se posee más de un cuenco, la dinámica de golpes se puede realizar desde el sonido más grave hasta el más agudo, para dar también una sensación ascendente al ir conectando desde los pies hasta la coronilla y, viceversa, al cierre. Por otro lado, en el intermedio de la imaginería, se podría hacer un trabajo más libre y espontáneo, en el que no necesariamente se toquen los cuencos en un orden ascendente. Lo principal en las meditaciones es mantener un volumen de sonido tenue y constante, para instar la atmósfera de relajación.

XIV. II Limpieza de espacios físicos

Es muy probable que alguna vez hayas escuchado a algún amigo, familiar o vivido de forma personal la experiencia de sentir ciertos lugares con una *energía* acogedora, agradable, de paz, y al mismo tiempo otros «cargados», densos o con una *energía* tensa.

Si se ha pasado alguna situación compleja en el lugar (discusiones, duelos, robos, etc.), estas *energías* de carga densa son impregnadas en el espacio, aportando desordenes *energéticos*, que afectan tanto al estado de ánimo como a la vitalidad, entre otros.

Los espacios son un reflejo de las personas que conviven en el lugar. Y es probable que se impregnen de las situaciones vividas en ella.

Manteniendo la casa *energéticamente* limpia, se conseguirá armonía y sentimiento de paz, favoreciendo a la vez las relaciones de convivencia.

Si por más ordenado y limpio que esté el hogar no lo sientes cómodo, discutes con facilidad con los integrantes del hogar, además de analizar las relaciones interpersonales se podría proponer una reorganización física o *energética* del lugar.

Si en el hogar sus habitantes se sienten inquietos, cansados, incluso angustiados en alguna habitación donde antes se sentía paz y refugio, si sus sentimientos en esas habitaciones no son tan reconfortantes como solían ser, lo más probable es que necesite una *limpieza energética* exhaustiva (Sitges Pranic, 2019).

La limpieza de espacios físicos tiene una lógica similar a la armonización de *chakras*, la cual también se ha distribuido en cuatro pasos que comento a continuación.

Se pregunta a los dueños de casa qué es lo que perciben, qué es lo que creen que pueda estar sucediendo desde su sistema de creencias. Y se pregunta cómo sienten el hogar, cuál es la energía «negativa» que quisieran eliminar de ahí, y luego también preguntar cómo les gustaría sentir la casa (con *buenas energías*, que se sienta paz, vitalidad, tranquilidad, etc.).

Siempre desde la puerta de entrada se va de izquierda a derecha por toda la casa entrando por cada una de las habitaciones que se encuentren en el camino.

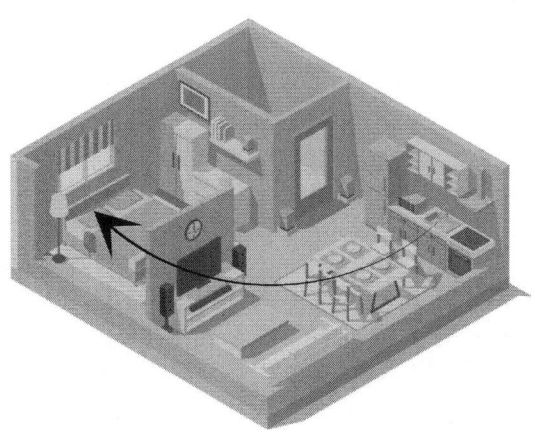

Fig. 17. Limpieza de espacios físicos.

Paso 1: Se comienza dando golpes aleatorios por toda la casa, pieza por pieza, de izquierda a derecha, para entrar en resonancia con el espacio físico: departamento, oficina de trabajo, etc.

Paso 2: Frotando la varita o bien golpeando el cuenco y moviéndolo en el sentido antihorario (si el cuenco es pequeño), se intenciona restar lo que las personas del hogar sienten ahí, idealmente este proceso se podría complementar con mantras, tambor, semillas y lo ideal, desde mi punto de vista y experiencia, hacerlo con un cuenco de cuarzo, por la potencia sonora que emiten estos instrumentos.

Se pasa por toda la casa de izquierda a derecha, pieza por pieza, hasta dar la vuelta y llegar a la puerta de entrada.

Paso 3: El propósito que se dijo al inicio de cómo querían sentir el hogar es lo que se potencia. Se toca el cuenco haciendo frotar la vara en el sentido horario, o bien golpeamos el cuenco y lo movemos en esa orientación, intencionando y visualizando la casa tal cual las personas dijeron que les gustaría. Al igual que el paso dos, se va tocando pieza por pieza de izquierda a derecha hasta llegar nuevamente a la puerta de entrada.

Paso 4: Para terminar, se repite el paso uno, tal como se comenzó, dando golpes aleatorios, para ir sellando las *energías* que se plasmaron en el lugar.

Se pide a los dueños de casa que hagan un aseo profundo, saquen cosas que no utilizan hace tiempo, etc., y que lleven algún ramo de flores a la casa, idealmente blanco.

XIV. III Masaje físico con cuencos tibetanos

Dentro del trabajo con cuencos tibetanos, son poco conocidas las técnicas de masaje físico con estos instrumentos, ya que por lo general se estudia o trabaja desde el masaje vibroacústico o recibiendo las vibraciones de ellos para generar un «baño sonoro». Mas es posible aprovechar la vibración que producen estos instrumentos para en ciertos casos específicos tratar dolores musculares, producidos principalmente por tensiones a nivel lumbar. Es por esto por lo que paso a detallar dos técnicas aprendidas en Nepal en mi formación como terapeuta en sonido.

Sobre una camilla o de manera cómoda en el suelo, la persona se sitúa bocabajo, se golpea el cuenco tibetano (dentro de lo posible desde 15 cm hacia arriba) sobre el cuerpo de la persona, haciéndolo vibrar en sentido antihorario, generando la transmisión de las vibraciones al consultante. El cuenco puede moverse por la espalda, columna, hombros, brazos, en especial por la parte posterior, mas no de forma exclusiva. El masaje puede realizarse de forma aleatoria o siguiendo el siguiente esquema:

Paso 1: Se posiciona el cuenco en la parte media de la columna dándole golpes únicos (no frotando la vara alrededor) para transmitir la vibración por distintas partes del cuerpo.

Paso 2: Desde la parte media de la columna se comienza a hacer vibrar el cuenco tibetano sobre el cuerpo de la persona, subiendo por la columna hasta los hombros, y luego bajando por un costado hasta los riñones. Se repite subiendo por la columna vertebral y hasta los hombros, luego se desciende por el lado opuesto hasta el otro riñón. Esta operación se puede repetir tres o cuatro veces.

Paso 3: Apoyo el cuenco en el coxis para irradiar vibración hacia la parte inferior de la columna. Luego se baja por el nervio ciático; pasando por los glúteos, se baja por una pierna hasta llegar a la planta del pie. Al terminar, el pie se cambia y sube por la otra pierna hacia los glúteos. Paso nuevamente por el nervio ciático opuesto, para terminar en el coxis irradiando vibración.

Paso 4: Tal como en el paso uno, se hace sonar el cuenco dándole golpes por diversas áreas de la espalda, de forma aleatoria. Si bien el cuenco se puede hacer vibrar también por delante del cuerpo, al hacerlo por la espalda, esta contiene una vasta red de terminaciones nerviosas que comunican con los órganos internos hacia delante; por tanto, se estaría estimulando desde ahí gracias a la ramificación nerviosa. En eventos muy dolorosos emocionalmente, duelos o rupturas amorosas severas, se podría tocar el cuenco sobre el pecho de la persona, o el estómago, pidiéndole que realice respiraciones profundas, sincronizando con la respiración.

XIV. IV Masaje de cuencos tibetanos con agua tibia

Para esta segunda forma de masaje físico, el cuenco se llena con agua tibia hasta 2/3 de su capacidad, o bien hasta pasada la mitad. Se pueden seguir los pasos del masaje anterior sin frotar la vara por el cuenco, ya que esto podría hacer que el agua que está en su interior vibre, saltando parte de ella a la persona.

Tomando el cuenco con las dos manos sobre el borde de este, lo movemos lentamente en sentido antihorario por toda la columna y extremidades; en una primera instancia bocabajo y luego bocarriba, generando un relajo muscular y transmitiendo calor hacia los órganos internos. Este, producido por el agua tibia junto al metal del cuenco y su forma, penetrará en las zonas, sobre todo musculares, generando un bienestar inmediato en quien se encuentre recibiendo el masaje.

A esta técnica se le puede agregar fácilmente aromaterapia, al agua dentro del cuenco, o bien alguna flor de Bach que se asocie al relajo, para de esta forma potenciar o intencionar el trabajo.

XIV. V Agua e intención

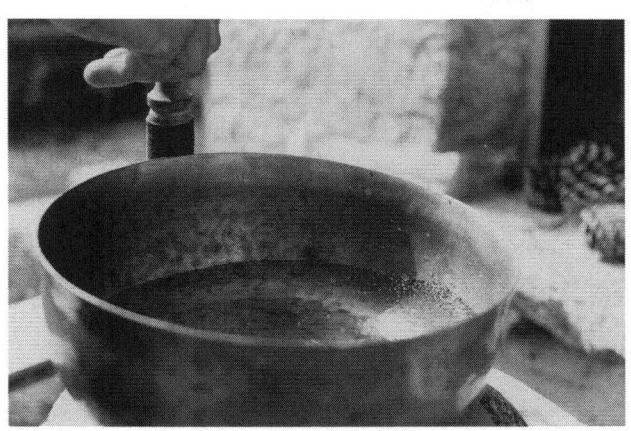

Fig. 18. Intencionar agua con el cuenco tibetano.

El Dr. Masaru Emoto, conocido como «el profeta del agua», es reconocido mundialmente por sus investigaciones sobre el agua. Se ha dedicado durante mucho tiempo a recoger distintas muestras y a analizar los cambios que se producen al someterlas a distintos tipos de *energía* en forma de palabras, pensamientos, sonidos e imágenes.

Su estudio *Los mensajes del agua* (Emoto & Gazaui, 2008) se basa en tomar agua de distintas procedencias, congelarla y después hacer fotografías de los diversos cristales que se originan, solo visibles al microscopio. Sus investigaciones han llegado a la conclusión de que la *energía* cambia las moléculas del agua al ser expuestas a las diversas vibraciones, graba las intenciones de cada uno; además, el agua tiene memoria, es como una «computadora líquida».

Según estos estudios se pueden curar enfermedades con agua tratada con buenas vibraciones, ya que todo es vibración, todo es información, todo es *energía*.

Sobre la base de esto a través del cuenco se puede también intencionar el agua desde los pensamientos, la palabra y la vibración que emite el mismo cuenco.

Para esto se proponen los siguientes pasos:

Paso 1: Con el cuenco bien limpio, se vierte agua mineral en él hasta la mitad o 2/3 de este.

Paso 2: Se golpea el cuenco en los cuatro puntos cardinales para entrar en resonancia.

Paso 3: Se hace vibrar el cuenco frotando la vara alrededor en sentido antihorario, para eliminar o restar cualquier programación previa que pueda traer el agua.

Paso 4: Haciendo vibrar el cuenco en sentido horario se intenciona de acuerdo a lo que se requiera o desee en ese momento; si la práctica es grupal, previamente se puede hacer una conversación para llegar en conjunto a lo que se intencionará. En esta fase se puede cantar mantra o las vocales para potenciar además con la vibración de las propias voces.

Paso 5: Para finalizar se vuelve a golpear el cuenco en los cuatro puntos cardinales, para sellar y hacer un cierre. Se espera a que el agua termine de vibrar por completo.

Sesión con set de instrumentos

Las armonizaciones o sesiones de sonido, por lo general, se realizan con diversos instrumentos musicales, gongs, cuencos tibetanos o cuarzo, *hang drums*, *didgeridoo*, instrumentos de viento, flautas, quenas, ocarinas, palo de agua, tambor chamánico, etc.

La utilización de un set que cuente con esta diversidad de instrumentos ofrece la oportunidad de crear un proceso profundo de conexión producto de la experiencia sonora, denominada baño o viaje sonoro.

En lo personal creo importante buscar siempre acompañar mediante los instrumentos musicales la intención u objetivo terapéutico que se tiene en mente, más que ir tocando instrumentos de forma azarosa sin sentido alguno; si fuese este el caso, y que este sea realizar una sesión sin intención previa y dejarse llevar por la intuición o estética del sonido que el momento solicite, en lo posible es recomendable comentar con el consultante antes que se realizará una sesión más «libre», para generar una atmósfera sonora. De todas formas, al finalizar lo mejor es consultar por la experiencia, cómo la sintió, si hubo imágenes o recuerdos, etc.

¿Por qué esta observación? Muchas veces por realizar intervenciones de este tipo, se atribuye al mundo de la sonoterapia ser una práctica sin sentido, de charlatanes, entendiendo que dentro de la práctica clínica, tal como un músico de *jazz* que en función de una estructura cuenta con la libertad de generar improvisaciones, existe una gran apertura para dejarse llevar por la intuición, que es una brújula a la que sí damos importancia, sin perder el norte de nuestro objetivo, que son la persona y sus propias necesidades.

Muchas de las dinámicas y lógicas desde donde se basa la sonoterapia no poseen un correlato tangible; por tanto, cae en esas clasificaciones.

Ahora bien, como estructura básica y general de una sesión con un set de cuencos o de sonidos, en mis cursos y talleres insto a que se pueda realizar de la siguiente manera, dejando siempre mucho margen de acción para la propia subjetividad y estilo de quien esté dando la sesión:

Paso 1: Partir tocando una campana, cuenco tibetano, o bien un instrumento del elemento tierra (tambor, por ejemplo) para entrar en contacto con el cuerpo físico y la respiración, hacer que las personas vayan haciéndose conscientes de su respiración, del espacio en el que se encuentran, los sonidos dentro y fuera de la habitación, etc.

Paso 2: Tocando los cuencos tibetanos de forma ascendente en su sonoridad (desde los sonidos más graves hasta los más agudos), conectar haciendo resonar los sonidos con los centros energéticos, chakras de la persona, así por ejemplo partir desde el primero con el cuenco o instrumento que posea una sonoridad grave y profunda, e ir ascendiendo, parte media del cuerpo, sonidos medios, finalizando en la coronilla con los sonidos más agudos.

Lo más «grave o agudo» será determinado por el abanico de sonido con que cuente tu propio set; dentro de ellos debemos encontrar cuál es el que suena más grave hasta el más agudo. Como el sonido va ascendiendo hacia la parte superior, es importante bajar también el volumen, ya que si estos instrumentos se encuentran cercanos a la cabeza, pueden sonar excesivamente fuerte e incomodar a nuestro consultante.

Paso 3: Con el cuenco de cuarzo se comienza una fase profunda dentro de la sesión, entrando en resonancia con aspectos sutiles, energéticos o espirituales del individuo. Lo ideal es utilizar también la voz como recurso que acompañe las vibraciones y armónicos que van quedando en el aire. Recuerdo a una maestra decirme que esta parte era similar a cuando en una operación se está realizando la intervención en sí misma, las anteriores son de preparación para esta instancia.

Paso 4: Aguardando unos segundos en silencio, volvemos a hacer la conexión con nuestro cuerpo físico y material a través del sonido de los cuencos tibetanos o una flauta, que nos invite en un progresivo descenso a ir «volviendo» hacia nuestro cuerpo físico y psíquico; volvemos a tocar los cuencos de forma descendente, haciendo un recorrido desde la coronilla hasta la punta de los pies, desde los sonidos agudos hasta los más graves.

Paso 5: Golpeando una campana, pin o diapasón, conectamos de nuevo con nuestra respiración, ojalá de forma profunda, tomando consciencia de los sonidos dentro y fuera de la sala, haciendo pequeños movimientos con las extremidades y cabeza, para lentamente ir abriendo los ojos y reincorporarnos a la habitación.

Paso 6: Se hace un *feedback*: qué imágenes o recuerdos pudieron venir, qué pudo asociar producto de la sesión, etc. Muchas veces también resulta útil pedirle a la persona que realice un dibujo o *collage* de la experiencia, así como que ponga un título para de esta manera anclarla a una esencia física.

Sesión grupal de sonidos

Las sesiones de sonido no solo se realizan de forma individual, muchas veces son grupales; producto del número de personas puede resultar difícil estar pendiente de la experiencia o respuestas que puedan producirse en cada una de las personas, por esto mismo recomiendo en estos casos brindar únicamente un espacio de relajación, no así para trabajar el miedo, la ansiedad o incluso sanar heridas de la infancia, que producto de la carga energética de las temáticas podrían abrirse situaciones que no pudiesen contener o acompañar adecuadamente.

En una sesión grupal creo que no se logrará dar la profundidad y contener lo que pueda surgir producto de la experiencia sonora; por esto mismo, por el cuidado y respeto que merecen nuestros consultantes, insisto, dentro de lo posible, en hacer sesiones grupales de relajación.

En cuanto a la estructura de la sesión, se podría utilizar la forma o pasos que indico en el apartado «Agua e intención», pudiendo también acordarse una temática que se desee trabajar o intencionar: abundancia, amor, autocuidado, relajo, bienestar, salud, etc., o bien los pasos que indico en el apartado anterior, «Sesión con set de instrumentos». En cualquiera de los dos casos, al finalizar, y como he recalcado a lo largo del libro, se debe crear un espacio de conversación grupal en función de lo intencionado y la vivencia personal que se experimentó.

Reflexiones finales

Luego de este largo recorrido partiendo desde la cosmovisión y paradigmas hasta las técnicas en sí que he propuesto, encuentro que tal y como múltiples disciplinas plantean y concuerdan, el mayor aporte que se puede hacer desde esta o cualquier terapia es el vínculo que se genera, en este caso, gracias a la experiencia sonora, el estar ahí para otro a través del sonido, como dice Donna Orange, desde una hermenéutica de la confianza. Creo importante recalcar que estos maravillosos instrumentos son eso, instrumentos o mediadores terapéuticos que nos ayudarán a realizar un fin, que es dado por nuestra intención.

En este sentido, el vínculo que se pueda lograr entre el terapeuta y el paciente desde mi punto de vista siempre es más importante que lo «perfecto» que pueda estar tocando el instrumento, o la ejecución en sí; por esto, luego de entender las dinámicas de cómo se toca el cuenco y conocer su sonido, debemos trascender esto y permitirnos sentir el momento, cual músico en el escenario que se entrega al *show*, a la *energía* que ahí se genera, la cual será única e irrepetible.

Por último, la vida diaria, tal como la vida del músico, es un constante descubrir, entender y poner en práctica lo aprendido, fundiendo el aprendizaje lógico, emocional y práctico en una sola sinfonía.

Bibliografía

Boulez, P., Changeux, J. P., & Manoury, P. (2016). *Las neuronas encantadas: El cerebro y la música*. Gedisa.

Cadarso Sánchez, M. A., & González Lozano, M. del S. (2016). *El sonido que sana: Manual práctico de sanación a través del sonido*. La Esfera de los Libros.

Carrazana, V. (2003). El concepto de salud mental en psicología humanista-existencial. *Ajayu Órgano de Difusión Científica del Departamento de Psicología UCBSP, 1* (1), 1-19.

Daniel, M. (2020, abril 15). El poder de los mantras: Qué son y para qué sirven. *Junglemat*. https://www.myjunglemat.com/blog/el-poder-de-los- mantras-que-son-y-para-que-sirven/

Das, J. (2017, abril 12). Una introducción a los cuencos de cuarzo. *Ecos de Shambhala*. http://ecosdeshambhala.blogspot.com/2017/04/una- introduccion-los-cuencos-de-cuarzo.html

DUPLOS. (2020, mayo 29). Salud Mental en Chile » DUPLOS. *DUPLOS*. https://www.duplos.cl/salud- mental-en-chile/

Emoto, M., & Gazaui, M. (2008). *Mensajes del agua*. La Liebre de Marzo.

Escuela Yoga Zaragoza. (2018, mayo 29). Chakras y Nadis (cuerpo energético). *Escuela de Yoga Zaragoza*. https://www.escuelayogazaragoza.com/chakras-nadis- cuerpo-energético/

FEAMT. (s/f). Qué es la Musicoterapia. *Federación Española de Asociaciones de Musicoterapia.* http://feamt.es/que-es-la-musicoterapia/

García, E. (2016, agosto 31). *Tipos de meditación: Meditación guiada, ¿qué es y cómo se hace?* https://harmonia.la/mente-y-emociones/meditacion/tipos_de_meditacion_meditacion_guiada_que_es_y_como_se_hace

Goldman, J., & Steinbrun, N. (2011). *Sonidos sanadores: El poder de los armónicos.* Gaia.

Harmonic Sounds. (s/f). Sonoterapia: La medicina del pasado y del futuro. *Harmonic Sounds - Asociación de terapia del sonido.* https://harmonicsounds.com/es/sonoterapia-la-medicina-del-pasado-y-del-futuro/

Jauset, J. A. (2008). *Música y neurociencia: la musicoterapia: Sus fundamentos, efectos y aplicaciones terapéuticas.* UOC.

Jauset, J. A. (2010). *Sonido, música y espiritualidad: Un camino científico hacia la unidad.* Gaia.

Jung, C. G. (1954). *Energética psíquica y esencia del sueño.* Paidos.

Lahuerta, C. (2015, septiembre 30). *Cómo realizar un buen diagnóstico de esencias en la terapia floral de Bach. Algunos ejemplos de casos.* Farmacia Serra. https://www.farmaciaserra.com/blog/diagnostic-flors- bach.html

Matxinsalto. (2011, febrero 27). Baquetas Para Cuencos Tibetanos y de Cristal. *CUENCOS SAGRADOS TIBETANOS.* http://cuencossagradostibetanos.blogspot.com/2011/02/b aquetas-para-cuencos-tibetanos-y-de.html

Monsonís, R. (2019, noviembre 15). *Origen de los cuencos cantores tibetanos.* Cuentos tibetanos. https://www.cuencostibetanos.es/donde-se-originaron- los-cuencos- cantores.html?fbclid=IwAR11Q uOkP2FxTlPlNW_swf5 dUxxrfKFjkJ1Ffhh48cguo_45dIRm1DPy45c

NIDCD. (2016, marzo 23). *¿Cómo oímos?* NIDCD. https://www.nidcd.nih.gov/es/espanol/como-oimos

OMS. (2018, marzo 30). *Salud mental: Fortalecer nuestra respuesta.* https://www.who.int/es/news- room/fact-sheets/detail/mental-health-strengthening-our- response

OMS. (s/f). *OMS | Medicina tradicional: Definiciones.* Organizacion mundial de la Salud; World Health Organization. https://www.who.int/topics/traditional_medicine/definiti ons/es/

Palacio, C. J. (2015). La espiritualidad como medio de desarrollo humano. *Cuestiones Teológicas, 42* (98), 459- 481.

Psiguide. (s.f.). *Beneficios psicológicos de la respiración diafragmática.* psicologosmontevideo.com. https://www.psicologosmontevideo.com/psicologia/bene ficios-psicologicos-respiracion-diafragmatica/

Rossomando, F. (s/f). *Esencias homeofónicas: Terapia por el sonido.* Fultena.

Saban, M. (2016). *La cábala: La psicología del misticismo judío.* Kairós.

SailandTrip. (2017, marzo 20). Radar marino; cómo funciona. *SailandTrip.* https://sailandtrip.com/radar- marino-como-funciona-instalacion/

Sharamon, S., Baginski, B. J., & Knörr, E. (2018). *El gran libro de los chakras: Conocimiento y técnicas para despertar la energía interior.* EDAF.

Sitges Pranic. (2019, febrero 7). Limpieza energética de tu hogar «Armoniza tu espacio». *Sitges Pranic |Terapias. Pránicas.* https://terapiaspranicas.com/limpieza- energetica-de-tu-hogar-armoniza-tu-espacio/

Smith, H., González Raga, D., & Mora, F. (2001). *La verdad olvidada: El factor común de todas las religiones.* Kairós.

YogaYe. (s/f). *Las Tingshas: El sonido puro.* YogaYe.com. https://www.yogaye.com/blogs/blog/las- tingshas-el-sonido-puro

Índice

Si deseas conocer más mi trabajo y obtener mis otros libros (*Oráculo del Sonido* y *Musicoterapia y sonoterapia, diálogos hacia una salud integral*), puedes visitar mis redes sociales:

www.psicologiaysonido.cl
Instagram @psicologiaysonido
Mail: psicologiasonido@gmail.com

Te dejo de regalo este, uno de mis discos de armonización con cuencos tibetanos de forma digital para que puedas escuchar y descargar.

Atte.,
DAVID SILVA MUÑOZ